アフターコロナの自律型社会をさぐる

# コロナ騒動で見えてきたこの世の真実

医学博士、徳島大学名誉教授
大橋 眞
＋
竹中優太・鳥居丈寛

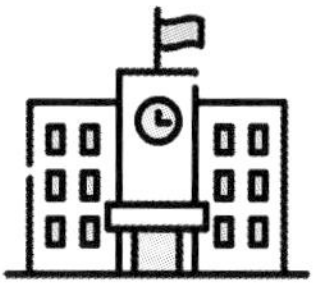

ヒカルランド

# プロローグ
## ――アフターコロナの自律型社会に向けて、若者たちからのメッセージ

令和2年2月も終わろうとする日、突然に当時の安倍総理から、全国の小・中・高校における学校休校要請が出されました。これには、非常に違和感を覚えたということだけが記憶に残っています。

確かに、少し前にクルーズ船ダイアモンド・プリンセス号の感染症騒動があったのですが、国会はあい変わらず「もり・かけ・さくら問題」に花を咲かせているだけで、感染症の問題は一切議論になっていなかったからです。

そもそも、クルーズ船で行われていたPCR検査が、臨床検査の病原体検査として確立していなかったために、このようなものが本当に役に立つのかというこ

とが、最も最初に解決しなければいけない問題であると感じていました。新しい検査法の開発においては、陰性者が間違って陽性者と判定されないように確認することが、最も重要な事項です。それにもかかわらず、このＰＣＲ検査では、陰性者が偽陽性と判定されるかどうかの検討が行われていませんでした。

ＰＣＲ検査は、国立感染研（国立感染症研究所）で遺伝子検出キットとして開発されたものであり、本当に病原体を検出しているのかを確認するための、陽性コントロール（感染者の検体）も使用されていません。合成遺伝子を陽性コントロールにしています。

ＰＣＲ検査は、あくまで研究用に遺伝子を検出出来るかも知れないという位置づけです。従って、陽性コントロールも陰性コントロールも必要ないわけです。本当に病原性ウイルスを検出しているのかについては、このＰＣＲ検査キットを用いた人の責任ということになります。

このような状態でＰＣＲ検査という言葉を使うことは、間違いを起こす原因になります。マスコミでは、毎日何回も「ＰＣＲ検査」「新型コロナウイルスに感染が確認された人」「感染者」という言葉を繰り返しています。これでは、PCR検査が、「新型コロナウイルス」という新しい病原性ウイルスを検出するための、有効な検査法であると思いこんでも仕方がないところです。

その結果として、「PCR検査陽性者」が「新型コロナウイルス感染者」として隔離されることが当たり前の社会になったわけです。そして、社会がマスク社会になり、あっという間にワクチン開発成功のニュースが繰り返されるようになりました。

通常であれば、病原体の同定までに少なくとも、十年単位の作業が必要になる話です。ワクチン開発までには、何十年もかかるというのが常識でした。病原体の同定が出来なければワクチンの開発をすることが不可能なのは自明です。

それにも関わらず、「新型コロナウイルス感染拡大」「ワクチン接種のメリット」「マスク着用」を繰り替えずマスコミ報道に対して、これに疑問を感じる人も少なくなかったはずです。

しかしながら、令和3年2月からワクチン接種が圧倒的な力によって始まると、ワクチン接種に対する疑問の声は劣勢に追い込まれる結果になりました。また、「マスク着用が社会の常識」という考え方が浸透するにつれて、これに疑問を呈することは反社会的行動であるという社会的通念が形成されたのです。

多くの若い世代も、このような社会の動きに対して、表立って反対することは、とても勇気のいることでした。かつて学生運動が盛んなころは、社会の動きに対して疑問を感じる学生たちが、大学を占拠することもあったことを考えると、時代の流れを感じさせられます。当時活躍していた学生たちは、どこへいってしまったのでしょう。

今回の対談では、世界的な感染症騒動について、疑問を感じる若い世代がどのような活動を行ってきたのか、そしてアフターコロナの自律型社会を目指すために、これから何ができるのかを探ることを目的として、率直な意見を出してもらいました。

旧統一教会やジャニーズ問題が公に語られるようになり、今後社会が大きく変化していくことは確実です。若い世代が社会を築く役割を担うことになります。

多くの若い世代に共有してもらい、今後の活動の一助になることを期待しています。

大橋　眞

目次

プロローグ――アフターコロナの自律型社会に向けて、若者たちからのメッセージ　1

## 第1部　コロナの病原体がないのにワクチンが有効？

学校や職場では何が起こっていたのか　12
コロナ騒動を最も煽ったのはNHKテレビ　21
推測を事実のように報道したNHK　28
報道ではなく印象操作で煽られた　33
コロナの病原体が証明できていないのにワクチン製造の不思議　42
病原性も証明されていないのに　49
マスク社会はどうしてつくられたのか　55

感染症対策でなく予算配分の都合　61
ファイザーのワクチンは、プラセボと本物と2種類あった　69
ワクチン接種を奨励する社会のムード　75
伝染性の証明がないのにワクチンは有効？　79

## 第2部

# 法律から見えたコロナの正体――紙くず？ 勘違い？

竹中優太君　自己紹介　88
先生の後ろ姿を見て学ぶ大切さ　89
勉強は何かを生み出す手段、道具だ　95
鳥居丈寛君　自己紹介　98
根拠とされる法律にほころびが見えた　100
想定しただけの遺伝子!?　106
存在確認なき病原体が法律の根拠に　113
たらい回しの役所、架空の病原体　127

万が一のため、と言うけれど…… 136
過剰な医療を見直そう 140
ワクチン接種が始まってから有害事象と超過死亡数が増えている 145
この問題を裁判で解決しようと最初に言ってくれた池田としえ議員 156
事実上は強制されたワクチン 162
ターボガンとワクチンの関係 167
遺伝子ワクチンがガンを誘発するのか 169
自分の命は自分で責任を持って管理するしかない 172
医療は誰のためにあるのか 174
鳥居丈寛君と竹中優太君は、これからどういう活動をしたいか 176
知らないうちに利用されてしまう 179
知事と調停を始めた理由 184
勘違いさせる仕掛けがあった 188

# 第3部 市民訴訟で見えてきた日本の真実と希望

総合科学が必要な時代　竹中優太　194
○他のグループメンバーからのご意見、ご感想等を紹介します。　201
○総括　227
○総合科学の必要な時代（まとめ）　229
民族の誇りを守るモンゴル遊牧民　鳥居丈寛　232
コラム　若者たちの気づきがアフターコロナの自律型社会を築く　240
エピローグ——自然に生きる　241
謝辞　244
参考文献　245
［巻末提言］行政の法的責任を問う市民活動　246

この本は、イッテル本屋ヒカルランドパークで行われた座談会（2023年6月17日〈土〉）の記録をもとにして加筆編集したものです。

座談会出席者
大橋眞……徳島大学名誉教授
竹中優太……大橋教授の元教え子
鳥居丈寛……神奈川県の高校生（当時）
鳥居典子……鳥居氏のお母様

カバーデザイン　赤谷直宣
編集協力　宮田速記
校正　深谷馨
本文仮名書体　文麗仮名（キャップス）

# 第1部

# コロナの病原体がないのに
# ワクチンが有効？

## 学校や職場では何が起こっていたのか

**大橋**　今回の感染症騒動は、安倍元首相の学校休校要請から、始まりました。今なぜ学校休校なのかということが唐突であり、これから学校を巻き込んだ大きな騒動になると直感的に感じました。この件に関して、後日ドイツのスチャリット・バクティー博士の著書『コロナパンデミックは、本当か？』（日曜社）の翻訳監修の仕事をしている時に気づいたのですが、子どもたちが感染源であることにするという計画に関する秘密文書が流出して、ドイツで大騒ぎになったということがあったようです。そういうわけで、日本の学校教育の現場では、一体なにが起こっていたのかということを、記録しておくことが重要であると考えています。

まず、当時は、まだ中学生だった鳥居丈寛《たけひろ》君の方から、学校において、どのようなコロナ対策が行われてきたのかということを、時系列的に話してもらえませんか？

**鳥居（丈）**　始まったのが、令和2（2020）年の1月で、僕が中学2年生のときです。そこから5月ぐらいまで緊急事態宣言発令で学校が休みになって、中3の初めごろから、ぼちぼち学校が始まったんです。高校に進学してからワクチン接種が始まって、高校3年生になった今年（2023）の3月13日にマスクを外していいと一般的にはなったんですが、うちの学校は4月1日からマスクからの解放が始まって、5月8日に感染法上の分類が5類に下がったとメディアで言われ始めました。

**大橋**　何のために、学校での対応はどうであったかを聞いているかというと、教育現場の先生がコロナをどのように理解していて、それを生徒にどのように伝えたのか、まとめておく必要があると思うからです。

　例えば、マスク対策がなぜ必要かということについて、先生方が感染症の基本的な理解をされていたかどうかを確認しておきたいということがあります。教育委員会とか文科省から言われて、そのとおりにしているだけなのか、それとも、先生方がある程度感染症について理解したうえで、マスク着用の必要性を感じておられたのかということです。

先生方がある程度理解していないと、なぜマスクが必要か、生徒に伝えられないと思うんですよ。「言われているからやってます」という感じになってしまうから、先生がどのように対応されていたかによって、マスク対策がなぜ組織的に行われたかということがある程度理解できるわけですよ。だから、先生が生徒に対してどのように説明されていたのかを教えて下さい。もし、説明がなかったのなら、なかったということで構いません。

**鳥居（丈）**　たいした説明はなかったです。

**大橋**　コロナを一番理解していそうな先生が仮にいたとして、その先生からあなたが何か説明を受けたということは全くないですか。

**鳥居（丈）**　ないですね。

**大橋**　ただ機械的に、マスクをするということをどこかから指示を受けたという感じですね。

**鳥居（丈）**　そうです。

**大橋**　そうすると、マスクをするというタイミングは、テレビの報道とほとんど一致していたということでしょうか。

**鳥居（丈）**　はい、一致する感じです。

**大橋**　そうすると、世間一般のコロナ対策と、大体一致しているということですね。

**鳥居（丈）**　はい。

**大橋**　オンラインで授業があるというのは、高校に入ってからですか？

**鳥居（丈）**　中学卒業まではオンラインはなかったです。普通に入学式があって高校生活が始まって、夏休みが終わって1週間ぐらいは学校に行っていたんですが、感染者がふえて第何波かのコロナ感染だといきなり言われて、そこから1カ月、学校に来なくていいみたいなことでオンライン授業が始まりましたね。

**大橋**　それは第何波とか言われて、世間でも感染者がふえたときですね。

**鳥居（丈）**　そうです。

**大橋**　そして、授業が始まって1カ月くらい経ってから、先生から、「教室ではマスクを徹底するように」という趣旨の電話が、お母さんに対してあったということでしたか？

**鳥居（丈）**　はい。

**大橋**　ということは、あなたは普段の教室でマスクをしていなかったということですか？

**鳥居（丈）**　はい。

**大橋**　それで、さらにどういうことがあったのですか。

**鳥居（丈）**　中学校のときは、マスクをしなくても電話は来なかったんですけど、高校では、電話がかかってきたり、10月ぐらいからは、音楽の歌の授業ではマスクをしろと言われたり、いきなり対応が変わりました。

**大橋**　オンライン授業が終わって登校になってから、急に態度が変わったということですね。

**鳥居（丈）**　そんな感じですね。

**大橋**　それに対して、あなたはおかしいなと思ったのですね。

**鳥居（丈）**　そうですね。

**大橋**　その結果として、あなたはマスクをして授業に出たのですか、それとも相変わらずマスクはしなかったのですか。

**鳥居（丈）**　してなかったです。

**大橋**　そのときにクラスメイトから何か言われた？

**鳥居（丈）**　それは全くなかったです。

**大橋**　じゃ、先生から、何でおまえはマスクをしないんだと、繰り返し言われたということになったのではないですか。

**鳥居（丈）**　言われました。

**大橋**　それに対して、あなたはどういうふうに答えたのですか。

**鳥居（丈）**　話すのが面倒くさくなって、無視したりしていました。

**大橋**　あなたのクラスとか学校でマスクをしていない人はどれくらいいたのですか。

**鳥居（丈）**　始まりは、僕一人だった。

**大橋**　クラスメイトが、何でおまえマスクをしないんだと言わないだけよかったじゃないですか。そういう意味では、学校の雰囲気はよかったのですね。
それに関して、友達と何か話したことはありましたか。

**鳥居（丈）**　コロナ歴で話しますと、マスクさせられる期間が長いねというのは話していました。

**大橋**　そのときにあなたは、コロナはどんなものだと思っていましたか。恐ろしい病原体とか、恐ろしいウイルスとか、そんなイメージはありましたか。

**鳥居（丈）**　そこまで深くは考えてなかった。

**大橋**　それをちょっと考えるようになったのは、いつごろからですか。

**鳥居（丈）**　ワクチンが始まってからです。

**大橋**　このワクチンについては、どう思っていましたか。

**鳥居（丈）**　親がいきなりＬＩＮＥで大橋先生の動画とか、ワクチンでぶっ倒れている動画を送ってくれて、最初はうるせえなと思いながら見ていたんですけど、だんだんと、すごい被害者がふえているなという感じで、見るようになりました。

**大橋**　このワクチン、ヤバイなと思ったのですね。

**鳥居（丈）**　はい。ヤバイなと思いました。

**大橋**　じゃ、竹中優太君に聞きましょうか。会社のほうでは、上司が感染症に対して説明することはなかったのですね。

**竹中**　直接的にはなかったですね。会社の掲示板みたいなものにはあったのかもしれないけど、一般の従業員としては情報量が多過ぎて見切れないんですね。現場レベルで言うと、感染対策なので、とりあえず世の中的に基本的にはマスクをしましょうみたいな話があるぐらいですね。

**大橋**　あなたのお仕事の内容はどんな感じだったのですか。

**竹中**　建設関係の会社だったんです。

**大橋**　建設関係のオフィスの仕事？

**竹中**　そうですね。

**大橋**　つまりデスクワークですか。

**竹中**　外にも行きますけど、デスクワークが中心だったかな。

**大橋**　あなたは、ウイルスというか、病原体というのはどんなものだと思っていたのでしょうか。怖いものだと思っていたか、それとも、もうちょっとぼやっとした感じだったのでしょうか。

**竹中**　見えればいいんだけど、小さくて見えない。そういう意味では、モノがわからないので得体が知れない。そういうところから考えると、恐怖感とか不安みたいなところはあるものだなということで、抽象的なものというふうに捉えてはいました。

**大橋**　普通には、見えないものに対しての恐怖がありますよね。それで、テレビが怖いものだと報道するから、何となく怖いように思うということになったわけですね。

**竹中**　自分自身がとれる情報は、テレビでやっていることだったり新聞に書いてあることだったり、メディアに上がってくることしかないので、マスコミに書かれていることを信じるしかなかった。それが正しいんだろうなと捉えるしかない中で生活していました。

**大橋**　そのときに、病原体としてあなたが理解していた名称は何でしたか。テレビとか新聞で挙げていた名前を挙げて下さい。

**鳥居（丈）**　ＣＯＶＩＤ－19です。

**竹中**　新型コロナウイルスとか。

**大橋**　ＣＯＶＩＤ－19というのは病気の名前で、ウイルスの名前じゃないから。新聞では、新型コロナウイルス感染症を使っていたかも知れないですね。

**竹中**　コロナ感染拡大とか、そういうのが多かったんじゃないかなと思うんですけど、「感染拡大で危険な病気だ」みたいなことで、不安を煽るような、注目を集めるような記載をしていたんじゃないかな。

## コロナ騒動を最も煽ったのはＮＨＫテレビ

**大橋**　私が記憶しているのは、新聞は割と「新型コロナ」という言い方をしていたんですね。ＮＨＫニュースは、「新型コロナウイルス」という電顕（電子顕微鏡）写真を国立感染研提供というので出したり、「新型コロナウイルスに感染が確認された人」と、わざわざご丁寧に言っている。これが国民に非常に大きな影響を与えたと思うんですよ。

だって、「ウイルスに感染が確認された」と言うことは可能ですか。「感染が確認された」というのは、例えばウイルスだったら、体内に侵入して、そこで増殖するということが必要ですし、そのウイルスが病原体であるという証明ができないと、感染が確認されたということにならないんです。

そこが非常にポイントになるわけですが、普通は「感染が確認された」というのは病原体のことなんですよ。病原体であることを証明するには、「コッホの4原則」を満たすということを証明しなければいけないはずです。でも、これは未だかつてほとんどのウイルスで成功していないんです。かろうじてインフルエンザとか少数のやつは「コッホの4原則」を満たすと言ってもいいけれども、実はこれも程度問題があって、ちょっと微妙なところもあります。そのために、本当

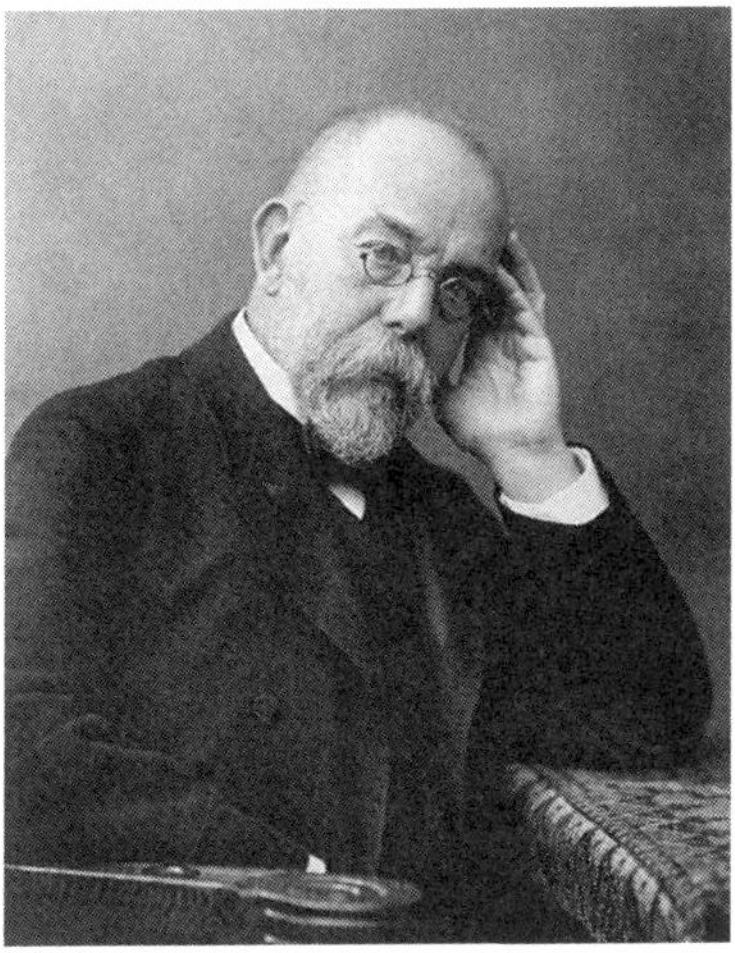

●ロベルト・コッホ　Robert Koch

[1843〜1910]　ドイツの細菌学者。細菌の固形培養法・純粋培養法を完成し、結核菌・コレラ菌などを発見、ツベルクリンを創製するなど細菌学・伝染病・免疫学の研究に貢献。1905年、ノーベル生理学医学賞受賞。

●コッホの４原則　Koch's postulates

次の４項目が満足されたとき、その菌を特定の病気の病原体と実証できるという条件で、R.コッホが1882年に発表したもの。この原則をそのまま適用できない病気もあるが，これによって近代細菌学の基礎が確立された。

⑴特定の臨床症状を示す患者から常に検出されること。

⑵特定の患者から常に純粋培養の状態で分離できること。

⑶この菌の純粋培養を感受性のある動物に接種すると，特定の症状を示す疾患が起ること。

⑷その動物から再び純粋培養の形でその菌を分離できること。


『ブリタニカ国際大百科事典』小項目事典より

に病原体であるというウイルスの確認は、普通はできないです。仮に、できたとしても、ものすごい時間がかかるはずです。

だから、新聞報道のように「新型コロナ」と言っているほうがまだましで、「ウイルスに感染が確認された」というのはどこにも証拠がないし、「感染が確認された」ということは、それが病原体であるということが既に証明されていることが前提なんです。

多少不正確な表現であっても、「新型コロナウイルス」という表現を用いて、毎日それを繰り返すことによって、新しい病原体ウイルスが本当にまん延しているんだ、病原体ウイルスが証明されているんだと視聴者が思い込むのでしょう。だから、ある意味、これは非常に高度なトリックです。NHKニュースというのは、皆さんが信用するでしょう。信頼度は民放よりもはるかに高いはずです。

さらには、国立感染研の電顕写真がしばしば登場しました。これだって、出てくるものはクルーズ船の乗客から分離したPCR陽性者の培養したものを映して、これはSARS－CoV－2だろうと言っていますけど、あの電顕写真が本当にそうかどうかもわからないのです。中には、2003年のやつを使い回しているんじゃないか言う人もいますが、実際にはその真偽はわかりません。

実際には、病原体ウイルスの存在証明がされたという事実もないし、あの電顕写真が新しい病原体ウイルスであるという保証もないけど、あれを何回も見せられると、あのような新しい病原体ウイルスが確認されたと思うでしょう。心理的な意味で非常に恐怖心を煽るのに、NHKのテレビが使われたということじゃないかと思いますね。不必要に「感染が確認された」という言葉を使うことによって、病原体が証明されていると思ってしまうという印象操作です。

このように、NHKは不正確な用語を連発していました。すでに、病原体が証明されていて、その病原体を検出する方法があって、初めて感染を確認することができるはずです。そのためには「コッホの4原則」を満たすことを証明しなければいけないのです。これは何十年もかかるので、実際には病原体ウイルスの存在証明は、恐らくできない。そのために病原体ウイルスを検出する方法があるかというと、恐らくないでしょうという話です。

「新型コロナに感染が確認された」ということは、病原性の問題と、それを検出する方法があるという2つの条件がなければできないわけです。こんなことがあるわけもないし、SARS－CoV－2に関して言うと、これは、ただ中国の研究グループから遺伝子が発表されましたというだけであって、これでは病原体であるとか、実在のウイルスの遺伝子であるとかの科学的証明にはなっていないんです。

その状態において電顕写真を出したことによって、SARS－CoV－2がいかにも病原体として証明されているということを多くの国民に印象づけて、これがまん延しているというふうに思い込ませる。そして、PCR検査がそのウイルスを検出する方法であると、多くの人が思い込むように、仕組まれたようです。

行政の人も、国会議員も、お医者さんもそうです。NHKのニュースを繰り返し聞くと、「PCR検査でそういう恐ろしい病原体ウイルスが検出できる。これが陽性になったら、その人にウイルスがいる」と思い込むんです。普通のお医者さんは、コッホの4原則なんて知りません。しかも、PCR検査なんて、何の経験もなければわからないじゃないですか。情報源はＮＨＫのテレビなんです。テレビで繰り返し繰り返し言ったら、お医者さんだって、大学で勉強したことでもないから、ＰＣＲ検査で新型コロナウイルスというものが検出できると思ってしまう。いったんそのように思い込んでしまうと、あとは熱が出たらＰＣＲ検査しましょう、陽性です、じゃあ、新型コロナですねというふうになってしまうじゃないですか。

新聞も、新型コロナという表現を用いて、毎日感染者が増えていますと、累計でどんどん出していくでしょう。これはビジュアルの効果はあると思うんだけど、単純なトリックですよ。

**竹中**　当初のころは、中国の武漢で人がバッタバッタと倒れるようなすごい感染症が出て、それがまん延している、それが日本にも伝わってきて、危険な感染症が日本でもどんどん広まってきましたという内容のテレビとか新聞報道がすごく増えていたと思うんですね。

**大橋**　それも一番大きな役割を果たしたのはＮＨＫのテレビで、ＮＨＫで流れたから、これは信頼できるものであると思うよね。その辺で思い出すところはありますか。

**鳥居（丈）** ダイヤモンド・プリンセス号が来て、そこから感染が広まってみたいな、そのときに、コウモリを食って感染しただの、武漢の海鮮市場から広まっただの、いろいろニュースで出てきたじゃないですか。

## 推測を事実のように報道したＮＨＫ

**大橋** 武漢から広まったウイルスが香港にも到達して、それがダイヤモンド・プリンセス号の乗客にうつったんじゃないかという報道も、騒動をかき立てるよね。本当かどうかもわからないし、海鮮市場から広まったというのも、何の証拠もないでしょう。誰かがそう言っているとか、そのレベルの話じゃないかと思う。
それから、武漢の研究所からウイルスが漏れたというのも、何の証拠もないでしょう。誰かが漏らしたとかいううわさ話を、いかにも事実であるかのように流せば、そういう恐ろしいウイルスが漏れ出て世界に広まったという印象になるでしょう。証拠物件があるかといったら、そんなものはない。秘密のウイルス研究所なんて知らないけど、漏れたかどうかも、何の証拠もない。でも、漏れた、漏れたと言ったら、いかにもそういうものが世界にまん延したようなイメージづくりになる。

これは単なるうわさ話にすぎなくて、それをNHKテレビとか報道が流すことによって、恐ろしいウイルスが本当に広まったということになる。これは証拠はないんですよ。だって、証拠なんて取りようがないじゃないですか。

中国の武漢の路上で人がバタバタ倒れたとか、病院で寝ているとかいうのも、そのときに行ったとしても、たぶん、わからないし、真偽を確かめる方法は既にないじゃないですか。あれはセットだったかもしれないし、何の証拠もない。

だけど、それをNHKテレビが流すことによって、本当だと思う人が国民の7割か8割、もっとあるかもしれない。あなただってそう思ったでしょう。

**鳥居（丈）**　はい。

**大橋**　それぐらいNHKというのは皆さんが信用しているんです。本当はNHKがするべきことは、こういう情報源でこういうことが言えるのかもしれないということなのに、かもしれないことを事実であるかのように報道すると、皆さんがすぐに信じて、そうだと思うじゃないですか。

我々は、事実か、自分の考えなのか、誰かが言っていたことなのか、必ず区別して言わないといけない。普通はそうなんですよ。「私はこう思います」と言うのはいいんです。あるいは、「この人がこういうふうに言っていました。私はこういうふうに聞きました」も、よい。

事実というのは、本当に証明されていて、認知されていることで、これは明らかに間違いがないという確信が完全にあって、こうだと言うのはいいと思う。でも、単なる伝聞にすぎなければ、「こういうことを誰かが言っておりました」と言わなければいけない。誰かが言っていたことは事実だけど、そのことが本当に事実だったかどうかはわからないので、「私は誰かからこういうふうに聞きました」と言って、そのソースを必ず明らかにする。それで、「私はこう思っております」と言う。

自分が思っていることなのか、誰かから聞いたことなのか、これが事実として証明されていると私が確信していることなのか、その区別をしないとわからないじゃないですか。

ところが、ＮＨＫのニュースで流れると、皆さん、全てを事実だというふうに思ってしまう。だって、ニュースというのは事実を報道するところなんだから。事実をそのまま伝えるのがニュースなので、勝手に解釈を変えてはいけないし、伝聞だったら伝聞と言わなきゃいけないんですね。

これがごちゃ混ぜになっている。たぶん事実も報道しているけど、単なる伝聞にすぎないことも一緒に報道して、事実と事実でないことを織りまぜるわけです。そういうことになると、聞いている人は、何が事実で、何が伝聞で、何がうわさ話なのかわからないじゃないですか。一般の人は、区別する方法はない。

そういう意味で、ニュース番組というのは事実だけを淡々と伝えなきゃいけないんです。NHKのニュースは、昔はそうだった。事実だけを伝えて、自分の考えは入れなかった。それが、ニュースセンター9のキャスターに木村太郎氏がなってから、ニュース番組に自分の意見なるものを入れ込むようになった。このスタイルは、NHKの7時のニュースでも、基本的には入らないはずなんだけど、何か織りまぜるようになったんですね。

特にこれがわかりやすい例として、NHKの7時のニュースの最後にアナウンサーが、「こうですよね、ああですよね」と言うでしょう。あれは完全にアナウンサーの意見です。

例えば、「最近、コロナの報道でデマが出回っているようです。皆さん、注意しましょう」と言ったら、これは意見なんです。だって、デマ報道が本当かどうかはわからないでしょう。ニュースは一応終わって、これはニュースではなくてアナウンサーの意見として言っているというのは彼らは認識しているし、説明もそうなんです。だけど、聞いている人は、アナウンサーがそう言っているということは、これはニュースだと思ってしまう。意見がニュースにすりかわってしまうんです。それを巧みに利用して、「コロナに関するデマ情報が広まっております。注意しましょう。これは事実です」と言っているけれども、これがデマなんです。

でも、聞いている人は、ワクチン反対とか言っているネット上の変な連中がデマを流していると思うじゃないですか。これは巧みな印象操作ですよね。普通の人はわからない。NHKニュースでこう言っていた、ワクチン反対というのはデマなんだというふうに印象づけられるわけです。だから、パブロフの犬じゃないけど、ワクチンは危ないと言っているやつらの話を聞いたら危ないというふうに条件反射してしまう。この心理操作は巧みですよ。

## 報道ではなく印象操作で煽られた

ニュースの中に、伝聞にすぎないこととかいろんなものを織りまぜて、巧みに入れ子にしてしまうと、聞いている人はわからない。

それぞれは事実なのかもしれない。例えば、ＳＡＲＳ－ＣｏＶ－２と言っている電顕写真が出て、「これは国立感染症研究所提供です」と。これは事実かもしれないけれども、それと新型コロナウイルスに感染が確認された人とどんな関係があるのかというと、何の関係もない。でも、並べて放送されると、電顕写真に写ったトゲトゲのものがいろんな人の体内で見つかったと思ってしまうでしょう。普通の人は、ウイルスの病原性の確認には何十年もかかるとか、体内からウイルスを検出する方法がないから確認する方法があるはずがないというようなことをほとんど知らない。

だから、あのトゲトゲのものが体内にいっぱい入っているとか、空中を舞っているとか、飛沫によって人から人にうつるんじゃないかとか、妄想みたいなものがかき立てられるんじゃないかと思う。

だから、テレビというのは印象操作に非常に使われやすい。特に、目で見るでしょう。ラジオは、これはこういう情報ですと言わないとごちゃ混ぜになるので、なかなかウソがつきにくい。そういう意味では、ラジオのほうが信用できると思う。

テレビは、「SARS－CoV－2の電子顕微鏡写真」と書いてあるけれども、これを見て、聞きながら判断できる人は、そう多くない。目の印象で、何となくそういうふうに思ってしまう。例えば、武漢の映像がチラッと流れるとか写真で出されると、それがウイルスと関係するように思ってしまうじゃないですか。彼らは、そうは言ってませんよと言いわけするかもしれないけど、ある意味、非常に危ない存在ですよね。そこは視聴者が見分けるべきでしょうというのが向こうの理屈かもしれないけど、今回のケースについて言うと、NHKのニュースとか、それに関する報道番組が、巧みな形で利用されたと思います。

それに学校の先生とか職場の上司も当然ながら影響されていて、お医者さんもたぶんそうでしょう。それに基づいて、今回の病原体ウイルスの検出ツールとしてPCR検査が有用であるというふうに、皆さん思うでしょう。

マスクがなぜ必要かという話も、あのときテレビでさんざん言われたのは飛沫の拡散ということで、飛沫の映像ばかり流されたんですね。では、飛沫中にウイルスがどれくらい拡散したかというデータを出した人はいましたか。出たのは飛沫だけです。そして必ず、何とかのスパコン（スーパーコンピュータ）で計算したら、こうだったと。実測値じゃないんです。あれも巧みにすりかえられている。問題はウイルスなのに、ウイルスはどこにもない。もちろんウイルスを測定する方法もないんだけど、それを飛沫に置きかえた。そして、飛沫の話がコンピュータに置きかえられた。スパコンで計算したのだから、間違いないでしょうと、皆さんは思います。

**鳥居（丈）**　テレビで報道されていた、飛沫のウイルス測定機みたいなものは何だったんですか。

**大橋**　飛沫だけの話で、ウイルスは測定してないでしょう。

**鳥居（丈）**　富岳が、飛沫を測定すると。

**大橋**　富岳は、スパコンの名前。どういう計算をしているのかは知らないけど、飛沫がどれぐらい飛んで、どれくらいの時間滞留しているかとか、そういうことをいろんな部屋の条件で調べたり、どこかのデータをもとにして、シミュレーションしています。それはプログラムによるんだけど、何かを想定して計算式を入れてやれば、こうなります、ああなりますというのは幾らでもできる。

実は、その話とウイルスは何の関係もない。でも、皆さんはそうは考えない。それでもって、マスクが飛沫の拡散防止に有効であると印象づけられたんですよ。もともとウイルスか病原体が確認されていなければ何の意味もない話だし、「病原体と飛沫の関係はどうなんだ。飛沫に本当に病原体を見つけたわけでもない。だから、「飛沫を防止しましょう」という話も、ウイルスがいなければ何の意味もない。ウイルスの話が飛沫の話になって、今度はマスクの話になって、関係ないものが関係あるかのようにどんどんひもづけされて、皆さんの頭の中にインプットされてしまう。マスクをしないと感染症対策にならないというのは、そういうことじゃないですか。

病原体も確認されてないのに、飛沫がどうなんだと言っても何の意味もないし、マスクをしたって何の安心もない。そこまで行くと、何の関係もない話がどんどん進行して、マスクに皆さんの興味が行くんですよ。

というのは、マスクは目に見えるじゃないですか。ウイルスと飛沫は目で見えない。だから、マスクをしていることがいいことなんだというふうに頭がすりかわる。いいことをしていたほうが、皆さん、気持ちがいいですからね。そして、マスクをしてないのは悪いやつだという印象を持つように操作されていく。マスク対策は大事なんだ、あるいはワクチンが対策として重要ですということを繰り返せば、そういうことになる。

重要ですと言った途端に、マスクをしてない人、あるいはワクチンに反対する人は、感染症対策に対して非協力的だし、こういう人たちがいるから感染症が終わらないんだというふうに印象づけられる。

だから、言葉として巧みに、「マスク対策が必要です、感染症対策が求められています、ワクチンが期待されています」、こういうことをNHKが言うんです。その元がウソだったら何の意味もない話を、いかにもそれが重要だと言うことで、元のことを忘れさせるんです。重要だと言えば言うほど、ワクチンをしてない人、ワクチンに反対する人、マスクをしてない人、こういう人たちは悪い人だと印象づけられる。

国民の多くは、NHKはさすがにいい報道をしてくれると思っている。「徹底的なマスク対策が求められます」と、NHKのニュースで何回言ったか。マスクをしてないことが問題だとは言わないけど、マスク対策が必要ですとか、ワクチンが期待されていますと繰り返し言うことによって、ワクチンに反対する人が問題だと皆さんの印象操作をして、日本は完全に「コロナ脳」になりました。

NHKをはじめニュースが事実関係だけを伝えていれば、こんなことにはならなかったはずです。国民は、本当の事実は何かということを求めているわけでしょう。

**鳥居（丈）**　「コロナ脳」に関しては、学校とか企業が個々に対策をしてしまったがためにというのが大きいですね。マスクをしないと、常識から外れた人みたいにつるし上げられたり。

**大橋**　その話も、テレビとかでそういう対策が重要であると繰り返し報道すればするほど、それをしない人が悪いというふうになってしまう。

もともとニュース番組というのはアナウンサーが事実だけを伝えていて、その後にニュース解説といって、キャスターが自分の考えも含めてニュースをかみ砕いて視聴者に伝える番組があったんです。ニュースとニュース解説を分けていた。

ところが、ニュースの中にキャスターによる解説みたいなものが入るようになった。しかも、いろんな専門家も出てきて、その人の解説が入る。

そうすると、専門家が自分の考えを入れるでしょう。誰かの単なる個人的考えにすぎないものが、NHKが都合のいいところだけを編集することによって、いろんな考えを事実であるかのようにつくれる。これも非常に危ない話です。

ニュース番組というのは、誰かがこういうふうに言っておりましたとか、事実だけを淡々と伝えるものです。でも、映像の中で専門家がしゃべると、事実と、その人の考えとが区別つかなくなる。ところが、事実を淡々と伝えるのがつまらなくなって、いろんな専門家も出てきたり、街頭の人の声も出てきたり、そのほうがおもしろいから大衆の人気は出るじゃないですか。

そういうことで、ニュースなのか、バラエティーなのか、よくわからないようになってしまった。今回のコロナの話も、バラエティー番組の中でよく取り上げられて、芸能人が「無症状の人がうつすようだ」という科学論文を出してトークをしたりするわけです。すると、芸能人がそんなことを言うんだ、すごいねというう感じになって、それとともに、そのことが事実であるかのように思ってしまう。

そういう意味ではバラエティー番組が果たした役割も大きいんだけど、影響の大きさからすると、圧倒的にＮＨＫの報道番組、ニュースだと思います。

学校とか職場の人たちが、そういう形で完全に「コロナ脳」に組み入れられて、それでこの病気が説明できるのかということになると、これはちょっと難しい。じゃあ、病原体は何なのと言われても説明できない。病原体が説明できなければ、感染症の話はできない。テレビで言っているとおりにしか説明できないじゃないですか。だから、恐らく学校の先生だって、テレビで言っているから、ちゃんとマスクしなさい、となる。

**鳥居（丈）**　なっていました。

## コロナの病原体が証明できていないのにワクチン製造の不思議

**大橋**　病原体の説明をし出すと、本当にこの病原体を証明できているんだろうかという話に当然ながらなります。本当は病原体の説明がテレビでできるわけもないんです。だって、病原体であることを証明するのは、今まで何十年もかかってもできないものがいっぱいある。エイズの病原体と言われるＨＩＶですら、未だに病原体の証明であるコッホの４原則は満たせてないんです。

エイズは、フランスのリュック・モンタニエという学者が病原体の候補としてＨＩＶというウイルスを分離して、これが本物だと言って大騒ぎになったんですね。ライバルのアメリカのロバート・ギャロも見つけたと言ったけれども、実はそれはモンタニエがサンプルとして送ったものだった。それで、やはりモンタニエが本当の発見者だというので、モンタニエがノーベル医学生理学賞を取る（２

008年）んですよ。それで、フランスが勝ったというので大騒ぎになった。ところが、そのウイルスで病気を起こせるのかということが問題になってやってみても、未だに病気は起こせてないんです。

**鳥居（丈）**　エイズにならなかったんですね。

**大橋**　その病原体が病気を起こせるということが証明できていないんです。じゃあ、取ってきたものは何だったのか。何も関係ないものを取ってきて、それでノーベル賞を取ったのか。結局、HIVというのは何なのかということになる。

でも、完全には否定できないんです。未だにHIVウイルスが病気を発症させるという証明ができていないという状態です。本当に病原体なの？　というレベルで、結局、病原体は証明できてないということだけのことなんです。

ところが、例えばお医者さんがHIVを病原体として考えていて、HIVのPCR検査をするとか、HIVの抗体を調べて、「陽性ですね。あなたはHIVに感染しています」と言われたときには、HIV感染者がいっぱい出てくる。

それで、HIVの治療薬を投与しないと、いずれエイズを発症して大変なことになりますよ、入院措置が必要ですよと言われたときには、そうなるんです。ということは、病原体が証明されていなくても患者は幾らでもつくれて、それに対する薬はものすごく売れる。だって、ＨＩＶは治らないのだから、生涯にわたって危ないお薬を投与し続ける。

**鳥居（丈）**　病原体と病名は分けて考えたほうがいいんですか。

**大橋**　病原体というのは病気を起こすもとで、これは科学の世界です。病名というのはお医者さんがつけるもので、やはり科学でなければいけないし、皆さんも科学だと思っているけれども、実際には、別に意地悪でそういうことをしているのではないけれども、診断というのはそんなに科学的にできるとは限らないんです。病原体が見つかるとは限らない。でも、「たぶんそうかもしれない」でも、その可能性が高いとお医者さんが考えれば、そういう診断が下りるでしょうという話です。だから、病原体がなくても、感染症の患者は幾らでも発生し得る。お医者さんがそう思えばいいんです。

だから、コロナの病原体は証明されていなくても、コロナの患者も、コロナによって亡くなった人も山のように出てもおかしくはないんです。それはお医者さんがそういうふうに思ったことでしょうという話です。

お医者さんがそう思ったことが法律に違反するかというと、そんなことはない。そんなことを言っていたら切りがない。お医者さんの診断というのは、基本的にお医者さんのお考えです。その考えが間違っているか正しいかは、神のみぞ知るで、証明のしようもない。だから、病気に関して言うと、患者は科学とは関係なく幾らでも発生し得るんです。

ところが、患者がいるから病原体があるかというと、それは言えないんです。病原体のほうは科学的に証明されなければいけないので、これは科学の世界です。じゃ、お医者さんの診断はけしからんねと言ったら、お医者さんは仕事ができないので、それは言えない。できる限り科学に近いところでやってほしいという希望はあるけれども、できないものがいっぱいあるんです。

科学と全く関係ないところで突っ走っていったら、幾らでもおかしな方向に行くので、何か歯止めは要ると思うけど、感染症に関しては、今どんな状態なのかということを誰かがちゃんと正確に伝えなければ、全く存在しない病原体に感染している患者がいっぱい出てきて、これで亡くなる人がいっぱい出てくるということになるでしょう。

しかも、これに対してのワクチンだってそうですよ。病原体がなくてもワクチンはできるということになる。病原体がないのにワクチンができたって、そのワクチンに効力があるはずがないじゃないですか。

病原体があってもワクチンが効果があるとは必ずしも言えないのに、病原体がないのにワクチンを打って感染症対策になりますか。

**鳥居（丈）**　おかしな話ですね。

**大橋**　これはある意味、現実的に起こり得ることだし、かつてもずっとあって、今に始まったことではないんです。病原体はわからないけどワクチンはある。

**鳥居（丈）**　ワクチンだけが売られ続けるわけですね。

**大橋**　そうです。ワクチンをやめるシステムがなければ、そうなります。今、やめる制度がないでしょう。

だったら、今はコロナワクチンは臨時接種ですけど、定期接種にしましょう。母子手帳に書いて、生後何カ月で打ちましょう。これは強制ではないですよと。でも、母子手帳に書いてあったら、やはり打たなきゃあかんかなと思う人がいるじゃないですか。病原体はなくてもワクチンだけはいつまでも続くということが起こり得るでしょうという話です。

**鳥居**（**丈**）　本来は病原体を見つけてからワクチンができると思ってましたけど、逆だったというか。

**大橋**　本来は、病原体として分離して、増やす。増えたものを使って、病気を起こすことができるということぐらいまでは、一応やっていたと思うんです。それを弱毒化した株をとってくる。あるいは不活化する。あるいは、ある成分を取りだしてワクチンに使っていたので、病原体と考えているものを必ず増やすでしょう。増えたら、その増えたものについて何らかの実験をするはずです。

病気を全く起こさなければ、ちょっとどうかなと思うけど、何らかのちょっと似たような症状でも起これば、全く病原体でないとも言えない。本当に病原体かどうか疑わしいところはあったとしても、まあまあそれなりの洗礼を受けているようなものをワクチンとしていたわけです。

本当にその病原体に対して効果があるかどうかということになると、ここはちょっと疑問ですよ。ワクチンの効果判定というのが科学的にできるかという問題がある。本当の意味でのワクチンの効果を検証する方法がないので、これもまた難しいところであるけど、一応病原菌らしきものはとっていて、それを使ってワクチンなるものをつくっているから、それなりの理屈はあるんです。本当に効果があるかどうかは別ですよ。

だけど、今回のは、そこまで至ってない。まず、病原体を証明するのに何十年もかかるという話です。さっきのＨＩＶの話も、ＨＩＶが発見されてから40年たっているし、モンタニエがＨＩＶウイルスを発見してからも二十数年たっている。それくらい時間がかかっても、なおかつ病原体であるというのは違うんじゃないかという話が出てくるほど、まだ証明できていないです。証明までは至ってない。

そういうレベルの話にもかかわらず、今回は、これが病原体ですと発表したのが、わずか2週間です。そんなことがあるわけないじゃないですか。
もちろん、病原体なんて、誰も言ってなかったんですよ。SARS－CoV－2という遺伝子構造を決めたという論文を中国のグループが発表したんだけど、その論文においても、「これが病原体であるとは言えない」と書いてある。それは当然そうでしょう。それがSARS－CoV－2の本体なんです。遺伝子配列だけです。推定した遺伝子がある。本物だとは誰も言ってない。この遺伝子を持ったウイルスが実在しているのかも分からないんですよ。

**鳥居（丈）**　憶測でしか話してない。

## 病原性も証明されていないのに

**大橋**　これは非常に微妙なところがあって、半分憶測、半分データ。切り貼りなんです。遺伝子の断片としては存在している。だけど、どれがどうつながるかということについては、ある意味想像なんだけど、パッチワークみたいなものですよ。切って、断片しかないのだから、並べたものが本当に元の姿をとどめているかどうかはわからないじゃないですか。断片をつないだから元の姿がありますということは言えないでしょう。断片があるのは事実ですが、断片がどうつながるかは調べないとわからない。実際にこういう断片がつながったものがありましたと言わないとダメでしょう。でも、そういうことは誰も言ってないんです。それがSARS-CoV-2の正体です。

断片のつながりの遺伝子ですら、誰も証明していない。ウイルスですら、誰も証明していない。それが病原性があるか、誰も証明していない。伝染性があるか、誰も証明していない。証明していないものがずらっと並んで、もうわけがわかりません。それでワクチンです、マスクですという話で、そういう意味では、論理はめちゃくちゃです。

でも、NHKのニュースで新型コロナウイルスに感染が確認された人と言うの

50

で、ウイルスがあると皆さんは思いました。そこに電子顕微鏡写真、ＳＡＲＳ－ＣｏＶ－２と出てくる。ＳＡＲＳ－ＣｏＶ－２というものに感染が確認された人ということは、ＳＡＲＳ－ＣｏＶ－２が人に対して伝染性のある病原体として電子顕微鏡写真に写っていると、皆さん思うじゃないですか。

だから、今は、テレビを使えば、今までコッホの４原則を満たすために何十年もものすごい実験をやっても病原性ウイルスが発見できなくて苦労してきたのが、一瞬にして病原体として認知されるようになった時代なんです。あの電子顕微鏡写真のようなものがここらに舞っていて、伝染性がある。だからワクチン対策が必要だ、マスクが必要だというふうになったわけです。今までの苦労は何だったんだという話です。

国のコロナ対策の専門家委員会の尾身茂さんは、恐らく感染症のことはほとんど知らないと思う。感染症のことを一番知っているのは国立感染研の所長の脇田隆字《たかじ》さんで、彼はＣ型肝炎のウイルスの研究をしているけど、Ｃ型肝炎ウイルスも、最後の感染実験がうまくいってなくて、コッホの４原則をまだ満たせていない。だから、彼はそこの苦労をものすごく知っている。何十年かかっても、結局、病原体であるということを証明できないでいるんです。

そんな中で、今回のSARS－CoV－2の話が出て、テレビによって一瞬で病原体であると皆さんを思い込ませることになったことについて、脇田さんはどう思っているかは知らないけど、非常に複雑な気持ちだと私は思うんです。だから、正直なところ、そんな役割をしたくもないし、本当は何も発言したくないと思う。でも、今さら「変ですね」とも言えないじゃないですか。そういう意味では、国立感染研の人たちも苦労していると思うし、非常に複雑な気持ちだと思います。その本体を一番よく知っているんですから。

**鳥居（丈）** 病原体を1個見つけるのですら苦労するのに。

**大橋** 病原体の証明のコッホの4原則を満たすことの難しさ。何十年かかってもできなかった。恐らくもうできないでしょう。そこのところで彼が一番苦労していると思う。彼はワクチン承認のところにはかかわってないけどね。

**竹中** 今の大橋教授の話を聞いていても、一般市民だと、病原体は何ぞやというところに至らないですね。テレビとかメディアでも、新型コロナが出てきてすごい感染症がまん延しているから、マスクをしなきゃいけないということにフォーカスが当たってしまっています。

**大橋**　だって、テレビの報道の電子顕微鏡写真のインパクトはすごいです。コロナは証明されてないよと言うと、じゃ、あの電子顕微鏡写真は何なのと、皆さん、言いますよ。

**鳥居（丈）**　あのトゲトゲの写真。

**竹中**　あの毒々しいトゲトゲの写真、たぶんあれはウイルスのモデルか何かなんでしょうけど。

**大橋**　いかにも病気を起こしそうな形をしている。

**竹中**　ヤバそうな感じの毒々しい色にして、いかにも強烈な感染症がまん延していますよみたいな印象操作じゃないですか。

**大橋**　そうそう。そういう意味では、テレビというものがいかに人の心を支配する道具になっているかということです。

映像を目で見ることと、耳で聞くことと文字を追うこと、このギャップは何だろうか。文字を追うのと耳で聞くというのは、違いはあるにせよ、割と一致するのよ。でも、映像で見せられる印象というのは別のものがあるよね。

例えば、テレビがなくてラジオだけだったら、そんなふうにならないんじゃないかと思う。

**鳥居（丈）** 画像も出てくるので、わかりやすい。

**竹中** 五感を刺激していますよね。聴覚だけでなくて視覚的にもね。

**大橋** ラジオのインチキ報道でよく言われるのは、大日本帝国時代の大本営発表というやつね。でも、あれはウソ報道だったと、最後にばれちゃうでしょう。だけど、映像に関して言うと、「決してウソはついておりません。電子顕微鏡写真は国立感染研提供のＳＡＲＳ－ＣｏＶ－２で、新型コロナウイルスとか出てくるのは俗称で言っているんです」とか、「その２つが同じだとは一言も言っておりません」とか、言いわけができる。皆さんが勝手に頭の中で想像しているだけなんです。確かにそういう問題がある。

## マスク社会はどうしてつくられたのか

**大橋**　マスク社会はどうしてつくられたのかということについて、お二人の経験を振り返ってほしいんだけど、高校に入ったときにクラスの状況はどうでしたか。

**鳥居（丈）**　入学式では全員マスクをしていました。

**大橋**　あなたもしていたのね。

**鳥居（丈）**　はい。さすがに忖度して。

**大橋**　それは、入学の案内のときに、「マスクをしてください」とか書いてあったのかしら。

**鳥居（丈）**　それは書いてなかったですね。

**大橋**　でも、何となく雰囲気で察して、マスクをしたのね。

**鳥居（丈）**　ええ。

**大橋**　入学式で、校長先生はそういうことについて何か言ってましたか。

**鳥居（丈）**　そのときは一切触れてなかったと思いますね。

**大橋**　その後でも、校長先生が生徒たちに感染症対策について何かお話をされていたという記憶はある？

**鳥居（丈）**　テレビが報道するように、感染者が増えました、みたいな。

**大橋**　テレビの報道をそのまま伝えているという感じ？

**鳥居（丈）**　はい。

**大橋**　担任の先生はどうだったの？

**鳥居（丈）**　担任の先生も、同じでしたね。

**大橋**　感染症に対しての特別な知識がなければ、どうしてもそうなるよね。だって、テレビの報道が一番正しくて、それを下手に解釈して言ったら間違えるから、それをコピーするように言うということだったかもしれないね。だから、本当のことを学校の先生が教えてくれたわけでもないと。

**鳥居（丈）**　はい。

**大橋**　どこかから言われたような形で先生が、あれしなさい、これしなさいというふうになってしまったのかな。

**鳥居（丈）**　あれしなさい、これしなさいというよりは、マスクに関しては、高校進学するときには、その状況ができていた。

**大橋**　最初からできていたんですね。それで、あなたが入学して1学期間は普通の授業があったのね。

**鳥居（丈）**　普通に授業がありました。

**大橋**　そのときに、マスクに関して先生から何か指示があった？

**鳥居（丈）**　外していたら、すぐしなさいと言われました。

**大橋**　話しているとかは関係なく、とにかくいつもつけていなさいという感じ？

**鳥居（丈）**　そんな感じではありました。

**大橋**　体育の時間はどうだったの。

**鳥居（丈）**　体育のときは、外していいよと。

**大橋**　1学期間は普通の授業があって、夏休みがあって、その後でオンライン授業が始まったということ？

**鳥居（丈）** 第何波のときかは覚えてないですが、確か令和3年の9月ぐらいにオンライン授業に切りかわったと思います。夏休みが終わって1週間ぐらいからですね。

**大橋** どれくらいの期間オンライン授業になるという話は、どこから聞いたんだろう？

**鳥居（丈）** 担任から聞きました。

**大橋** 担任の先生が、夏休み明けにはオンラインで始まりますと言ったのかな。

**鳥居（丈）** いや、夏休みが明けて1週間ぐらいしたら、感染者が増えてきたのでオンラインにしますと。

**大橋** 1週間ぐらいは授業があって、そこからオンラインになりますという話だったのね。

**鳥居（丈）** ええ。だけど、本来は50分授業なのに、40分だったり45分だったり、まちまちでした。

**大橋**　オンライン授業は1カ月ぐらい続いたということだね。

**鳥居（丈）**　はい。

**大橋**　オンライン授業が終わって登校したときに、クラスの雰囲気はどう変わっていましたか。

**鳥居（丈）**　何も変わらずでしたね。

**大橋**　友達の間で特に何か話をしましたか。

**鳥居（丈）**　「何してたの」と聞いたりしていました。

**大橋**　やっとみんなと会えたという感じ？

**鳥居（丈）**　いや、オンライン授業の期間中は、普通に遊んでいましたので。

**大橋**　その後で、マスクを外していたら先生の態度が変わったということはあるのかな。

**鳥居（丈）**　入学式が終わってからオンラインになる前までは、「普通にマスクしろ」と僕しか言われなかったけど、オンライン明けは、いきなり親に電話がいったりして、何かすごい変だなとは思いました。

**大橋**　お母さんにどういう電話があったんだろう。

**鳥居（丈）**　たぶん「マスクをしてないのは丈寛君1人なんですけど、どうなんですか」みたいな。

**大橋**　どうしてですかと、理由を聞いたのかな。

**鳥居（丈）**　そんな感じでしたね。

**大橋**　お母さんはどういうふうに答えたんだろう。

**鳥居（母・典）**　「私もしてないけど」と。（笑）

**大橋**　なぜお母さんに電話をするようになったのか、そこがある意味重要なポイントかなと思っているのね。それは理由があると思うけど、あなたはどういうふうに考えているのかな。

**鳥居（丈）**　第何波とか言ってあおって、たぶんオンライン期間中に学校に何か命令があって、がっつり電話がいったりということがあったのかなと。

**大橋**　それは先生が勝手に判断することじゃなくて、学校の外から何か影響されることがあったんだろうということが、恐らく想像できるね。

**鳥居（丈）**　そうです。

## 感染症対策でなく予算配分の都合

**大橋**　みんながマスクをしなきゃいけないというのは、それなりの理由があったと思うんですが、私が考えるところでは、オンライン授業というのが1つのポイントかなと。オンライン授業をするためには、学校側としてはそれなりの設備を整えなきゃいけない。そのためには、当然ながらお金が要ります。このお金は、どうしたら来るのか。学校が「お金が欲しいです」と手を挙げるのではなくて、恐らく予算が配分されるんです。普通の運営費の予算は学校のほうから申請するんですが、今回の感染症対策の予算は、申請しなくても配分されるように来るんじゃないかと思う。この予算を使ってコロナの対策をしてくださいと言われたら、何かせざるを得ないでしょう。お金をもらって何の対策もしなかったら、校長先生は報告書を書けない。お金をもらったら、こういうことに使いましたよと、校長先生は報告書をつくります。幾らお金が来たのか、私は知りませんが、かなりの額が来ているはずです。

学校で感染症対策をするときに、予算をどこに使いますか。優太君、そういうの、想像できる？　どんなところにお金を使うでしょうか。

**竹中**　まず最初は、マスクを買う。自分の職場の場合は、その後はパーテーションですね。飛沫対策とかいって、隣の人との間にパーテーションが置かれる。そして、仕事もリモートワークを推進するから、自宅でもパソコンを買いましょうとか、設備投資。感染対策だからパソコンを買っていいですよとか、モニターを買っていいですよとか、周辺部品も買ってもいいですよとか、そういう指示は上司からありましたね。

**大橋**　普通には、最初にマスクを買って何箱かストックする。そして、アクリル板のパーテーション。これはプラスチックの板だから必要なお金は知れているけど、パソコンになると、それなりの金額になる。オンラインにするためには、周辺のいろんなＩＴ機器をそろえるようになりますね。

それに、使わないとお金を消費し切れないとなると、例えばマスクを部屋いっぱいになるほど買ったって使わないし、それを管理する部屋ももったいない。ある程度まとまったお金を使うにはどうしたらいいか、普通は考えます。オンライン授業のためのＩＴ機器等の設備投資は、多少過剰であっても使い道はあります。例えば、先生方のパソコンがちょっと古くなっていたら、この機会に買いかえる。本当にオンライン授業に使うかどうかは別にして、そういうふうにすると、かなりのお金を使うことができる。

**鳥居（典）**　丈寛が高校1年生の9月にオンライン授業になったんですけど、その前年の中学3年のときに私はＰＴＡ本部にいたんですね。コロナ自体は、中学2年の終わりから3年生にかけてだったんですけど、そのときのＰＴＡ予算の使い道が、消毒液とか、体温計とか、やたらたくさん予算をとったんですけど、それと同時に、横浜市が推奨しているオンラインシステムというのを学校自体で取り入れて、各家庭でもこれをダウンロードするようにという通達があって、中学

3年生のときに下地は既につくり上がっていたんです。

高校でも恐らく同じような状況ができていて、学校としてもどこかで実施しなきゃというのがあって、それでようやくやったんじゃないかなと思います。

**大橋** 予算が半ば強制的に配分されたとするじゃないですか。予算というのは、使い切らないと理由が必要なので、普通は使い切るために何を買うかについて、ある意味、非常に苦労します。というのは、金額が余りに大き過ぎた。感染症対策について、使い切れるものじゃないぐらいの金額が配られたんですよ。学校側としては、パソコンとかＩＴ関係をそろえないと使い切れなかったと思う。買ったら、使った実績が必ず要る。2、3日使いましたでは格好つかないので、少なくとも1カ月ぐらいは使わないといけない。これはタイミングが非常に重要で、待ってましたとばかりに、じゃ、オンラインにしましょうというのがあっただろうと思う。ある意味、学校の管理者としては、配られたお金をいかに効果的に使うのかということで頭を悩ませておられたと私は推察します。

1カ月終わったら何が起こるかというと、引き続きの感染症対策はこういう形で行っておりますという整合性が必要なんです。感染症がふえてきたので、こういう形でオンラインにしました。オンラインが1カ月で終わったとしたら、その後、感染症対策はどう継続するかについても報告書にちゃんと書かなければいけないはずです。そうすると、オンラインをやめて対面授業にしますが、そのかわりに感染症対策は徹底してやってくださいと、校長先生は各先生にたぶん指示をして、この機会に感染症対策はバッチリやりましょう、してない生徒がいたら完全に指導してくださいと言わざるを得ないだろうと私は思うのね。

そういう形にすると、校長先生は、オンラインが終わりました、対面に移りました、そしてマスク対策は完全に行いましたと、予算の使い道と、感染症対策にどういう成果があったかについて報告書に書くんですよ。ちゃんと有意義に使いましたと書かないと報告書にならないので、感染症対策としてお金をもらっている以上、これだけの意義がありました、オンラインにしました、生徒たちが感染症対策についてどれぐらい実践したかということも報告書に書かないといけないんです。

そもそも入学当初からマスクをしていたんだよ。１人、してない人がいるなんて報告書に絶対書けないんです。１００％、マスク社会をつくりましたと報告書に書かないといけない。そのためには、マスクをしてない変な生徒がいる、あれを何とかしなきゃいけないと、どうしてもなるんです。

それで、オンライン授業が終わった後に、家に電話してお母さんから説得してもらおうと期待してお母さんに電話したら、私もしてませんと言われた。（笑）これはちょっと説得の材料に欠けるなと、たぶんがっかりされたと思います。普通は保護者に電話をしたら何とかなると思うけど、当てが外れた。

**鳥居（典）**　時系列から、大体符合しますね。最初の春のころは、マスクが地上から消えていたんですけれども、大体半年ぐらいたって普通に手に入るようになって、それ以降マスクは安定供給し、学校から連絡があった。

うちの場合を言うと、公園の隣に自宅があるものですから、小さいときから、うちに子どもたちがいっぱい集まってきていたんです。中学校のときの地元の友達も、みんなばらばらの高校に行ったんですが、それぞれの学校の友達となじめなくて、うちにみんな集まってくるんですね。すると、中学のときにうちに来たときにはマスクをしてなかった子が、高校に行き出してから、ぼつぼつしだしたんです。だから、やはり似たような状況が各学校で強制的に行われていたんじゃないかなと感じましたね。

**大橋**　当然ながら、予算は各高校にそれなりの割合があるだろうけど、同じように配分していますよ。だから、高校は違っても同じようなことが起こってきますよ。

なぜこういう話を聞いているかというと、どうしてマスク社会というのが高校につくられたのか。完全にマスク社会にすることによって何が起こるのかというと、生徒たちの心の中に、やはりマスクは必要なんだと、なぜ必要なのかということについて、自然にある程度インプットされる。恐ろしい感染症が広まっているから、マスクが要るんだろうと普通は思うわけです。よほどひねくれた人でない限り、そう思います。これだけマスクしなければいけないほど恐ろしい感染症なんだということが頭の中に形成される。

そうすると、なぜそんなに恐ろしいのかということについて、何となく考える。

これは人にうつすからです。うつさなければマスクは要らない。今度は、人にうつさないためには何が必要かということになるじゃないですか。次に出てくるのはワクチンです。

だから、マスクをさせることとワクチンというのは非常に整合性があるというか、うつさないためにマスクをしましょう、うつさないためにワクチンを打ちましょう、この2つが頭の中でリンクしてくる。マスクがなければ、人から人にうつる病気があると言われても、みんなピンピンしていたら、それは本当の話なの？　ということになる。仮に発熱する人がいても、そんなにうつってないねというのが、皆さんわかる。たいしたことないね、ふだんのときと変わらないじゃないかという話になるじゃないですか。

だから、そういう意味ではマスクというのは、症状はなくても、感染症がはやっているねという状況をつくれる。症状があれば、ふだんのときと変わらないね、あるいは、人から人へそんなにうつらないんじゃないのということが、皆さん、肌感覚でわかる。マスクが必要だということは、目に見えないものがうつっている、症状はないけどうつすんですよ、皆さん、わからないから、念のためにマスクをしましょう。

目に見えないけど、うつっているかもしれない。自分がウイルスを出しているかもしれない。お年寄りにうつしているかもしれない。それを考え出すと、妄想が広がっていきます。これが終わらないのは、マスクをしてないやつがいる、こいつがまき散らしているんじゃないか。ないことがあるかのように、だんだん頭の中に妄想が広がってくる。マスクをしなきゃいけないほど恐ろしいものなのか。そういうことが続けば続くほど、皆さんの頭の中は恐怖心でいっぱいになって、それから離れられなくなるんです。

## ファイザーのワクチンは、プラセボと本物と2種類あった

**大橋**　そんな中、皆さん期待のワクチンが出てきました。ＮＨＫのニュースでは、

「期待されているのがワクチンです」と、随分言ってましたね。当初は、そんなに早くワクチンができるのかというようなことも、チラッとは言ってました。でも、それはいつの間にか消えて、ワクチン接種が始まりました。

まず、医療従事者から。なぜ医療従事者からなんだろう。感染予防策として有効だから、医療従事者が受ける。皆さん、医療従事者が受けているから安心なんじゃないかと思うじゃないですか。だから、まず医療従事者に打たせるというのは、ワクチンの信頼性を高めるためには有効だったと思う。

そのときは、副反応というか、それでバタバタ倒れる人はそんなにいなかった。これが1つのポイントで、そのときに医療従事者が「このワクチンはおかしい」とか言い出したら、こんなにうまくいかなかったと思う。

主に使われたのはファイザー社製とモデルナ社製です。ファイザー社のほうは、プラセボ（偽薬）と本物のワクチンと2つあって、プラセボのほうは生理食塩水と変わりないので、副反応とか何にも症状を起こさないけれども、ワクチンのほうはかなり症状が出る。モデルナは、この中間なんですよ。しかも、プラセボとワクチンの差があまりない。故意につくってあって、ワクチンは実は4種類あるんだけど、これをうまく使い分ける。

最初、ファイザーのプラセボを使った。だから、最初は何も起こらなかった。その後、モデルナを使い始めた。問題はここからなんです。

ファイザーの一番強いやつは、結構強いの。モデルナはこの中間なので、死ぬ例は少ないだろうけど、結構副反応が出る。

そういう意味で、最初に医療従事者にファイザーを打ったのは意味があるんですよ。最初からモデルナを使っていたら、これはおかしいねということになるんだけど、この2つをうまく使い分けることによって、おかしなワクチンであるという風評を抑えることができて、お医者さんも、自分が打っても大丈夫だったから、あなたも打ちなさいと自信を持って勧めることができる。自分が打っておかしかったら、やめたほうがいいよとなるでしょう。これが1つのポイントなんです。まず医療従事者に打った。そのおかげでコロナにかからなかったとかいう話もついてくるかもしれない。

そういう意味で、発言力のある人に対しては、たぶんプラセボを打つようになっていると思う。そうでなければ、悪い評判がバーッと広まってしまって、皆さん、打たなくなるでしょう。原口一博衆議院議員の場合はよくわからないけどね。ただ、そうは言っても、結構なレベルの人まで、副反応の出るワクチンを打ってますよ。それがそんなに広まらなかったのは不思議なんだけど。

でも、そんなものだと思っている可能性がある。恐ろしい感染症だから、多少の副反応が出るワクチンは仕方がないねと思っている。最初、何十万人も死ぬかもしれないと言っていたでしょう。それくらい恐ろしい感染症なら、ワクチンの副反応が気にならなくなります。

例えば、ガンの患者さんに抗ガン剤を投与して、ものすごい副作用が出て髪の毛が抜けても、恐ろしいガンを治すためには仕方がない。原口議員も、髪の毛が抜けたけれども、悪性リンパ腫の治療のためには仕方がないと思っているかもしれないけどね。だから、恐ろしい病気だから、それを予防するための治療薬は激しい作用があっても仕方がないだろうということじゃないかな。

ものすごい怖い病気だということを最初にPRしたのが、40万人死亡するという「8割おじさん」（西浦博、医師・保健学博士）の話です。あれは全くのデマで、何の根拠もない。しかも、あれはPCR検査の陽性者の立ち上がりのところで、このままほっといたらこうなるぞとかいう、ただの計算式にすぎない。PCR検査に意味がなければ、その数値は何の意味もないのに、40万人という数値がどうしても印象にあるから、やはり恐ろしい病気があるんだろうと。そこまでいかなくても、何かあるんだろうというふうに、皆さん思ってしまう。

だから、ワクチンを打って、2、3日寝込んだとしても、それだけ恐ろしい病気の予防のためのワクチンは副反応が強くても仕方がないと、心理的に思ってしまう。抗ガン剤も、そうでしょう。

**鳥居（丈）**　下手したら、副反応があるから効いていると思ってしまう。

**大橋**　そういう人もいる。不思議なことに、ガンと宣告されて、抗ガン剤の副作用が非常に強くて、下手したら死ぬかもしれないのに、抗ガン剤の治療をお願いしますと言う人が多い。この心理と同じだと思う。

恐ろしい感染症から逃れるためには仕方がないということと、もう1つは、感染症対策として期待されている、期待されていると、テレビで言うわけです。専門家もお墨付きを与えているし、日本から感染症をなくすためには、私のしんどさも仕方がないとか、大事な人を守るためにとか、身近な人のためにとか、そういう形で言われると、私がこの苦しさを我慢すれば感染症が家の中で広まるのを防げると思い込むということがあるんじゃないかと思う。

そういう意味で、ワクチンというのが実際に効果があるかどうかもよくわからないけど、あるかのような印象を持つ報道がしばしばされていた。こういうことじゃないかと思うんです。

しかも、そのワクチンの中身については、あんまり知らない。

**鳥居（丈）** 見ないで打っている人もいるし、知らされてないんですね。

## ワクチン接種を奨励する社会のムード

**大橋**　例えば、あなたの高校で、クラスメイトがどれくらいワクチンを打っているか、知ってますか。

**鳥居（丈）**　統計ではわからないですけど、聞いた子は、打っていると言ってました。

**大橋**　あなたの予測としては、クラスメイトのうち何割ぐらいが打ってそう？

**鳥居（丈）**　高校全体で言えば、７〜８割は打っているんじゃないかな。

**大橋**　優太君の会社ではどうかしら。

**竹中**　職場では、20代から60代ぐらいまで、８割、９割ぐらい打ってますね。

**大橋**　その中で、遺伝子ワクチンであるということを知ってそうな人はいるかな。

**鳥居（丈）**　わかってないと思います。

**大橋**　学校の先生は、ワクチンについて何か話をされたことがあるかな。

**鳥居（丈）**　学校全体で言うと、ワクチンを打つときは、出席停止といって、一応授業には出ているけど、学校に来なくていいよみたいな。

**大橋**　じゃ、打ったというのを先生に報告すればいいの？　それとも接種証明みたいなものを出すの？

**鳥居（丈）**　接種証明を出すんじゃなくて、「今日、ワクチンを打つので休みます」と、電話で連絡する。

**大橋**　じゃ、例えば2日ぐらい休んだ子がいたら、ワクチンを打ったなと想像するんだ？

**鳥居（丈）**　はい。

**大橋**　それで大体7割ぐらいじゃないかと思うのね。

**鳥居（丈）**　はい。

**大橋**　ひょっとしたら、打ってないのに打ったと言って2日休んでいる子もいるかもしれないね。でも、そんなに打っているんだろうか。

**鳥居（丈）**　高校の場合、ついこの間まで、ちょっと体調が悪いだけでも出席停止だったので、ワクチンのためとは一概には言えない。

**大橋**　一応コロナということもあるから、ちょっと体調が悪いと言ったら、すぐ休めるようになっているの？

**鳥居（丈）**　はい。

**大橋**　診断書がなくても休めるの？

**鳥居（丈）**　はい、休めます。

**大橋**　じゃ、コロナであれ何であれ体調が悪いと言って休むと、欠席扱いにならなかったの？

**鳥居（丈）**　ならなかった。

**大橋**　以前だと、医師の診断書が必ずないと休みになってしまったんだけどね。

**鳥居（典）**　コロナ以前は、私の会社もそうでした。

**大橋**　診断書をもらうのも大変だからでしょうね。

**鳥居（典）**　具合が悪かったら、大事を見て、コロナかもしれないけれども、たとえ5日休んだとしても、出席扱いでの休みでしたね。

**大橋**　そういう制度をつくることによって、ますますコロナというのは恐ろしいという印象をつくることには貢献しているよね。それでもってワクチンが必要だと思わせる。それは喜んでいいことじゃないと思うけど、喜んだ人も多かったかもしれない。でも、印象操作としてはすごい有効だよね。それは、ひょっとしたら、そういうふうに協力をお願いしますというような上からの指示があったかもしれない。たぶんそうだよね。

そういうことも含めて、格段の配慮をお願いしますという、いかにも配慮しているようなんだけど、実は接種勧奨になっている。これを早く終わらせるためにはワクチンを打たなきゃというふうなムードを社会につくる仕組みになっていた。

マスクは感染症対策に有効だと言うことによって、伝染性のウイルスがまん延している、だからワクチンが必要である、という論法です。伝染性とマスクとワクチンには密接な関係があるんですね。

## 伝染性の証明がないのにワクチンは有効？

**大橋**　実は病原体の中で証明が難しいのが伝染性なんです。人から人へ、あるいは動物から人でもいいけれども、うつるということを証明するのは非常に難しい。皆さん、うつった、うつったと普通に言うけれども、確たる証拠はないでしょう。確かに病原体があって発症する。これは病原性と言います。病原体が原因で病気が起こる。あるいは、症状が起こる。

でも、病原性と人にうつるという話は別なんですよ。というのは、病原体と言っているものが、もとから広がっている場合がある。病原体があっても症状が出ない無症状の病原体保持者、不顕性感染、あるいは日和見感染という言い方もあるけど、それはある意味、全然普通です。でも、これも証明のしようがない。だから、普通にあっても何の不思議もないし、それは伝染とは言わないんです。

伝染と言っているのは、例えば、1個の病原体が私からあなたにうつって、これで発症しました。1個と言うのは極端にしてもね。10個でもいいや。これで発症したら、うつりました。もとから1個ありました、何かの拍子に発症しました。なぜ発症したかというと、その病原体が体内で増殖し始めたからです。これは伝染とは言わないんです。

うつったと言う限りにおいては、例えば、1個、10個、こっちにうつったから発症しました。これが伝染なんです。そういうことが起こらなければ、ワクチンは何の意味もありません。マスクも何の意味もありません。もとからあったものが、免疫力が低下したから発症したとなれば、仮にうつったとしても、それはマスクもワクチンも何の関係もないです。

だから、病原性ということについての問題点が1つと、伝染性ということとの問題があるんだけど、これらは全く別個の問題です。病原性があったとしても、伝染性がなければ、ワクチンもマスクも必要ありません。そもそもワクチンというものが意味がない。病原性があっても伝染性が確認できなければ、ワクチンはつくる意味がないんです。

**竹中**　伝染しないのだったら要らないですね。

**大橋**　伝染性というのを証明するのは大変難しい。証明の難易度で言ったら、病原性の証明より伝染性の証明ははるかに上です。そもそも病原体と言っているものに病気を起こす力がなければ、病原性の証明はできないんです。また、伝染する能力がなければ伝染性の証明はできない。そもそも伝染性が証明できるウイルスがあるのかというと、これは非常に難しい問題です。

ノロウイルスというのがあります。これは数十個とか、比較的少量で発症することができる。あれは経口だから、食べ物からとると症状を起こせます。

インフルエンザはどうでしょうか。インフルエンザのウイルスは培養できます。でも、これを噴霧すると発症するかというと、必ずしもそんなことはないです。発症する場合もありますが、そのときは免疫力が下がっているかもしれない。

伝染性があるということを証明するなら、投与したら必ず発症する。例えば、あなたの鼻の中に100個入れたら必ず発症する。これは伝染性があると言えま

す。だけど、インフルエンザの場合はそうではない。インフルエンザは伝染性が
かなり強いと言われているけど、培養していろいろ調べた実験があって、例えば
インフルエンザウイルスを1億個鼻の中に入れても発症しない人も出てきます。
ということは、インフルエンザウイルスは、伝染性については そこそこあるかも
しれないけど、伝染性があると言えないようなレベルかもしれない。というのは、
普通の状態では無症状でウイルスを持っているということは、ごく普通にあるか
らです。だとするならば、新たに入ってくるのを防ぐという伝染性を阻止するた
めのワクチンは意味がないでしょうという話です。

では、これは伝染性があると言えるのだろうかということですが、あるとも言
えるけれども、ないとも言える。こんな状態じゃないかと思うんです。この場合、
ワクチンというのはそもそも意味がないんじゃないか。

でも、インフルエンザのワクチンはあります。これでもって感染を防げるか、
発症を防げるか。恐らくほとんどできないでしょう。だって、もとの病原体に伝
染する能力が、あるとも言えるし、ないとも言えるレベルだったら、ワクチンを

82

つくったって意味があるわけがない。そもそもスタートラインでそういうことが言えるんです。

でも、一応ワクチンがつくれて、打ってくれる人がいたら、商売にはなる。効果があると思う人は打つし、こんなものは意味ないだろうと思う人は打たない。そのレベルではある。インフルエンザですら、そうなんです。

だから、伝染性が証明できないどころか、その実験すらできないようなものについて、ワクチンは意味があるかといったら、非常に微妙です。いかに上手にワクチンをつくろうが何しようが、病原体に伝染性がなければ、ワクチンのレベルは関係ない。いかに最先端のテクノロジーをつかって上手にワクチンをつくったって、病原体のほうに伝染性が証明できなければ意味がないんです。

伝染性が証明できるものは非常に限られていて、ウイルスでいったらノロウイルスとか幾つかあるかもしれないけれども、せいぜいその程度です。だから、ワクチンの対象になるようなものは、最初から限られてくるということです。しかも、それがものすごくよくできたワクチンであったとしても、効力は最初からその程度しか期待できないんです。こんなものをみんなに打ちますかという話です。

伝染性の証明ができなければ、ワクチンとしての意味は全くないということです。伝染性の証明のためには、少なくとも病原性が証明できなければいけない。

病原性がなければ伝染性なんてあるわけないのですから。病原性があるかどうかも、そのウイルスの種類によります。

病原性というのは病気を起こす力だから、例えば、あなたに注射して入れたら病気を発症するか、そういうレベルです。伝染性というのは、普通のルートで入ったときの話です。病気を起こす力というのは、例えば大量に入れたときに病気を起こせるかどうかで、これは病原性です。これはコッホの４原則を満たすかどうかです。

そういう意味で、伝染性と病原性は分けて考えなきゃいけなくて、伝染性の証明のためには病原性の証明がなければいけないし、病原体と言っているものの中に病原性としては非常に弱いものがあって、免疫力を乗り越えないと発症しないものは、日和見感染とか、不顕性感染といいますが、そういうものが結構多いわけです。病原性はあるんだけど、弱いというか、不顕性感染を起こすものとして捉えている。

そういう意味では、本当に強い病原性があるものはどれくらいあるだろうかということになって、病原性がかなり強くないと、恐らく伝染性の証明なんてできないでしょう。そんなレベルです。

そういう意味では、少なくとも病原性がないか、ほとんど弱いものについては、ワクチンは意味がないでしょうという話です。

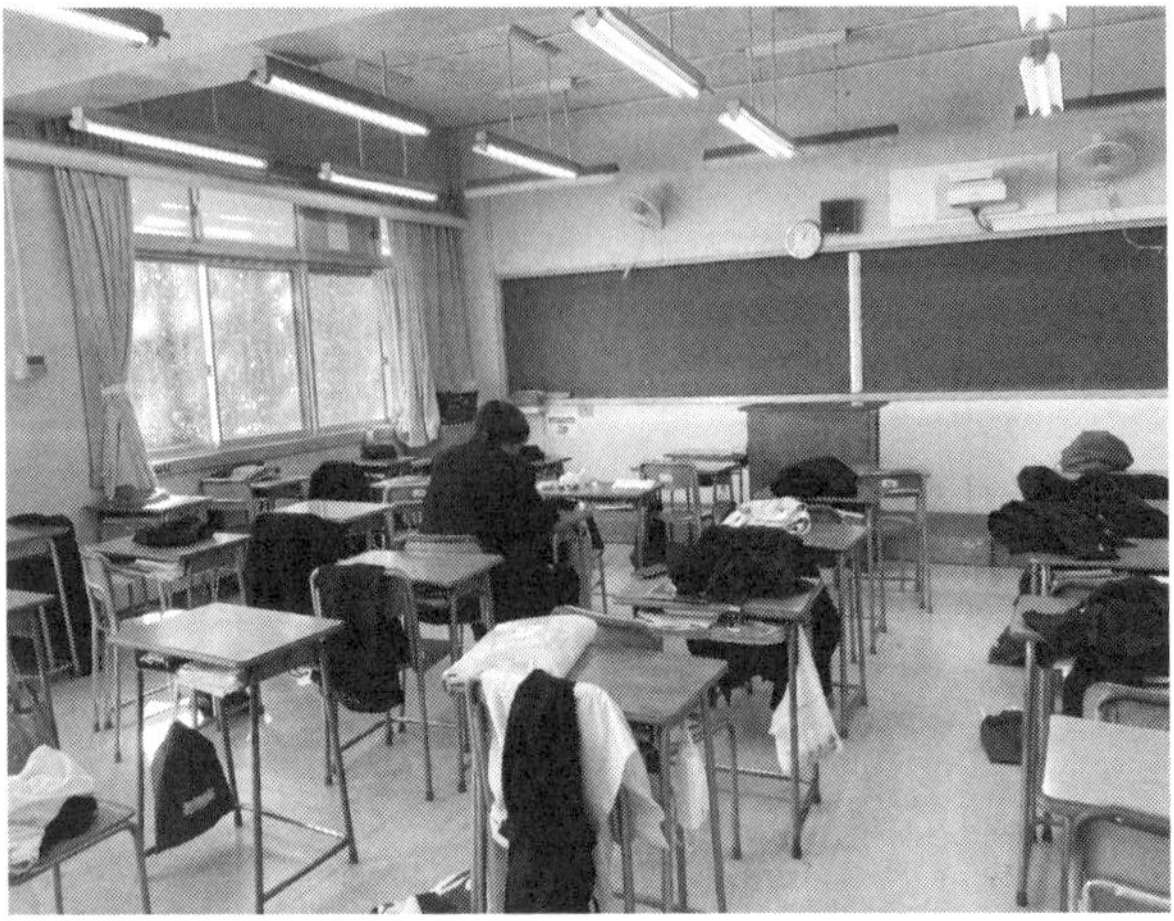

# 第２部

## 法律から見えたコロナの正体
## ――紙くず？　勘違い？

## 竹中優太君　自己紹介

**大橋**　話が前後しますが、ここで、自己紹介を兼ねて、大学で学んだことと今の活動で関係性があると思える部分があったら話してくれるかな。

**竹中**　あらためまして、竹中優太といいます。よろしくお願いします。徳島大学に進学しまして、そこで大橋教授と出会いました。僕は総合科学部というところに所属していて、一般の大学で言う理工学部に籍を置いていました。数学、物理、化学、生物、地学といったことを勉強するところです。高校の理系クラスと内容的にはそんなに大きく変わらないと思うんですが、自然科学についてもう少し深めていく学部で学んでいて、大橋教授は生物学を担当されていました。

その学部の中で生物学、化学、物理、地学とかを学びましたが、1年生のときはさまざまな教養科目があったんですが、その中に社会活動とか、市民運動とか、ボランティア論みたいなことを学ぶ科目があったんですね。理工系の学部に属していると、文化系の科目がおろそかになりがちなんですけれども、その中でも印象的だったのが、社会活動とか市民活動という科目でした。

自分たちの日常生活で地域に対してできることは何だろうか、市民としてできることは何なんだろうか。それぞれの日常の問題点を生かしていって、微力かもしれないけれども、できることは何だろうか。そういうことの1つが、地域でのボランティア活動だったり、市民活動なのかなというのが、ちょっと印象的でした。

## 先生の後ろ姿を見て学ぶ大切さ

**大橋**　教える側からすると、総合科学部というのは、何を教えてもいいという学部でもあるんですね。その前に医学部にいたころは、これを教えなきゃいけないという項目が決まっているんですよ。特に国家試験に出るところは、ここは出るよと。学生のほうも、国家試験という目標があるし、時間的な制約もあるから、国家試験に必要な知識は何かということに興味があるんですね。

それに対して総合科学部というところは、目標がないと言えばない、あると言えばある。ちょっとファジーなところがあって、逆にそこが、ある意味、ゆとりでもあるのね。そういう意味では、自由なことができる、好きなことを教えられる。これも勉強だと言えば何でもできるというか、自由度がある。この自由度は非常に重要です。

目標が決まっていると、その目標に向かって、ただ進むだけ。ゆとりがあると、自分が好きなことをじっくりと考える時間があるということで、授業をする側も、好きに授業を変えることができる。私が好きだったのは、ほかの分野の先生と一緒にゼミをやりましょうという試みをやったことですね。

自分自身はその当時は生物学を教えていたんだけど、金融論とか経済系の先生と哲学の先生と随分長くやりましたね。それから、日本語の先生とも、10年ぐらい一緒にやったかな。そういう形で、分野の違う人と一緒に授業をする。そうすると、違う分野の先生の考え方がわかるので、次第にそういうのが身につくわけです。これは我々にとってものすごくありがたい。

そのときは、いろんな分野の学生が来るんですね。生物系の学生もいるんだけど、むしろ文化系の学生が多いし、医学系の学生もいる。いろんな分野の学生が一緒に授業もするし課外活動もする。

そのときに、私が、スタディーツアーというのをつくったんですよ。これは海外に研修に行くというプログラムで、海外の大学に行ってそこの学生とうちの大学の学生が一緒にプレゼンテーションをするという課題を課して、プレゼンテーションのテーマについて学生同士でディスカッションをするんです。こんなことは優太君のいた総合科学部だからできたことで、ほかの学部だったら、こんなことをやったら何を勝手なことをしているんだという話になるんだけど、幸いなことに徳島大学の総合科学部は、好きなことができたんですよ。

それが縁でモンゴルに行く機会もできたんですが、そのときに社会人も一緒に行きましょうという話になって、ヒカルランドの編集者、小暮さんも行ったんです。あのときは、モンゴル医科大学と伝統医療大学にも行って、そこで向こうの学生に授業をしました。

そういうことをしても別に誰からも怒られることもなく、年にもよるんですけど。そこでは学生と一緒に自炊をしたり、郊外のゲルで生活しているところを訪問して、食事をごちそうになって宿泊するということも一緒にした時期もありました。

学ぶことは自由であるというか、決して単に遊んでいるわけでもなく、先生の中にもいろんな人がいて、遊びは学びであるとか変な理屈を言う人もいたんだけど、それで全然OKだった。

そういう中でいろんな分野の人に接することができたのは大きなことです。たぶん優太君の今の活動も、いろんな先生がいたことが大いに影響があるんじゃないかと、私はひそかに喜んではいるんですよ。知らず知らずの間に何となく影響を受けるというのが1つの勉強で、勉強というのはそういうものじゃないかなと思うの。

今のこういうことも、実は私の大学のころの先生の教えというか、やっていたことにものすごく関係しているんですよ。例えば、水の医学というか、水のことから病気を考えるというようなことを今やっているんだけど、これは大学のころに先生が一生懸命取り組んでいたことなんですよ。

そのときは何の意味があるかよくわからなくて、先生が「これはおもしろいぞ」と言っていても、何がおもしろいんだろうと思っていたんですが、今になってみると、こういうことなんだなと。意味はわからないけど、一緒になって先生は何をおもしろがっているんだろうとか思っていたのが、今、実は私がおもしろがっているところがあって、社会というのはそういう形で何となく後ろ姿を見ながら学んでいる。先生が教室で黒板に書いて、それをノートに写すのが決して勉強ではなくて、何となく先生の後ろ姿を見て、先生が変なことをおもしろがっているなとか、そういうことが実は一番の勉強だったのかもしれないなと、私はひそかに思っているんです。

だから、「優太君が、何を学んだのかはっきりしない」というのも、たくさん学んでいて、今は言葉にはできないけど、もうちょっとたったら、実はあのときはこうだったんだと整理ができると思うんですね。

私も、一仕事終わったなとほっとして、昔は教えていた感染症のこととか、免疫のこととかも、これはもう一生教えることはないなと思っていたのに、こんなことになって、今、感染症の話をしているでしょう。

それから、水の話なんて、誰も興味を持ってないし、大学にいたころは誰一人として教えたことがないし、語ったこともないんです。でも、また今、思い出して語っている。

だから、何がつながってくるかわからないということで、恐らく優太君も、大学にいるときに無意識にたくさんのことを勉強してきたんじゃないかなと思う。だからこそ、今の優太君があると思うのよ。

**竹中**　そうですね。そういう意味では、理学部とか工学部に行くよりは自由度が高い学部だったと思うんです。

## 勉強は何かを生み出す手段、道具だ

**大橋**　自由度があると言いながら、それなりに真面目に勉強している学生が多いのも確かだったと思う。普通は自由度が高ければみんな遊んでいるのかというと、そうじゃないのね。

**竹中**　勉強するだけじゃなくて、遊びだと思っていた部分とか部活動を通じたり、あるいは学生たちとか先生たちと一緒にお酒を飲みに行ったり遊びに出かけたりしたので、そういうさまざまな経験が、そのときは全然わからなかったかもしれないけれども、5年、10年たって、全然違う形で再会することになったりして、それが何かのきっかけになっていると思うんですね。

まさか感染症でこんな社会を動かすような騒動になるなんて、自分が大学生当時は想像することもできなかったです。その当時の自分の力量だったら、大学に行って学んで、卒業後は企業に就職して、そのまま定年まで勤めて死んでいくぐらいのイメージでした。でも、企業に勤めていて、このままではいけないのではないか、仕事を辞めてでも社会活動や市民運動にもっと力を入れなくてはならないのではないかと思うようになったんですが、その当時はあんまり想像することはできなかったかなというところもあったりします。

**大橋**　学生時代に、先生がこんなことを言っていたなとか、こんなに頑張っていたなとかいうのが、ふと頭の中をよぎって、それで自分もやってみようと思ったんじゃないの？

**竹中**　そうですね。僕が授業の中で印象的だったことがあるんです。正直、僕は学生のときは劣等生だったので、あんまり講義内容がわからなくて、大橋教授の授業についていけてなかったんです。でも、免疫生物学とかは必修科目だから、とりあえずやらないと単位が取れないし、卒業しなければみたいな感じだったんです。

でも、ある講義の時間の中で先生が、「勉強が目的になってはいけない。あくまでも勉強は何かを生み出す手段であり道具なんだよ」という話をしておられて、それは結構印象に残っています。

**大橋**　実はその当時、免疫学を話しても学生が興味を持っているかどうかわからないので、結構脱線して、そんな話をしていたかもしれないね。授業のタイトルは免疫学だけど、実はあんまり関係ない話も結構していたような気がします。

そういう意味で、総合科学というのは1つの分野にとらわれないというのが大事で、実はいろんな分野が関係していて、いろんな分野に関係性を見つけていくと、1つの分野というのは全体の中のごく一部にすぎないということに気づいてくるのね。そうすると、元になっている考えは何だろうか、自分の専門分野はこういうことであっても、実はそこにはそれを支えるいろんな基本的な考え方があって初めて成り立っているということに気がつく。

そういうのは、社会に出てから気がつくことかもしれない。社会に出ると、自分の専門分野はこれですと言うわけにいかないでしょう。いろんなことに取り組まないといけない。恐らく会社に入ってからは優太君もそうだったと思うけど、大学のときにこんな勉強をしていました、だけでは済まないでしょう？

**竹中** そうですね。

**大橋** そういうことがあって初めて大学の勉強でいろんなつながりを学んだというごとが生かされてくるんじゃないかと思うのね。

## 鳥居丈寛君 自己紹介

**大橋** 丈寛君は、まだ現役の高校生ということで、ある意味、前途洋々というかな。今、学校はどうですか。

**鳥居（丈）** 今はマスクは外れてきたんですけど、先生も生徒も外さない人は外さないですね。今年（2023）の3月13日とか4月1日以降は、うちのクラスでは半分以上外れてきていますが、ワクチンを打っちゃったコもいるし、いろんな人がいますね。

**大橋**　恐らく丈寛君の年代だったら、ある意味、毎日の勉強が全てというか、自分の勉強がどういう意味があるかということについて考えるゆとりがまだない。将来はわかってくると思うんだけど、今学んでいることが将来どう生かされるかということは、たぶんわからないよね。

**鳥居（丈）**　僕が行っているのは県立の工業高校で、いわゆる進学校ではないので卒業すると大半が就職するから、今よりもっと洗脳されやすい場所に行く人が多いんですね。ピラミッド構造の下にいて、今より考える時間がなくなっちゃうコが多くなっている学校にいるのが、今の自分だと認識しています。

**大橋**　今、丈寛君は、社会的な活動を私とか優太君と一緒にやっているじゃないですか。そういうことをやろうと思ったきっかけとして、高校の勉強の課程とか、友達の関係とかと、つながりは何かあるかしら。

**鳥居（丈）**　ないですね。市民活動とかをするとは思ってなかったし。

## 根拠とされる法律にほころびが見えた

**大橋**　先生から直接教えてもらったことだけではなくて、例えば、高校の中で、ちょっとおかしいことが起こっているかなとか、先生、こんなのでいいのとか、高校生活の中でそういうことが必要であると自分で感じたとか、心の中で矛盾を感じたとか、そんなことも含めて、どういうきっかけで今の社会的な活動を始めようと思ったのか、思い当たることはあるかしら。

**鳥居（丈）**　この3年間は、おかしいなと思いながら何もできなかったというのもあって、あと、僕は一応法律とかにもかかわるようになって、そういうときに、今年の1月ぐらいから、市民訴訟グループに入ってみたらと言われたので、話を聞くところから始まって。

**大橋**　市民訴訟グループという活動で、あなたがおもしろいと思ったことはどんなことがあるでしょうか。

**鳥居（丈）**　法律で何でも対処するというか、法律の物差しで何かを動かすというか、コロナ騒動の天地をひっくり返そうとしているのが、すごいおもしろいなと思いました。

**大橋**　ふだんの生活では、法律なんてあんまり考えもしないでしょう。それにもかかわらず、コロナの騒動が始まって、これを法律で考えるというのは、何でそれで天地がひっくり返ることになるんだろうか。どうしてだと思う？

**鳥居（丈）**　法律でコロナがなかったということにされちゃうと、この3年間やっていたことは意味がなくなるというか、ワクチンや感染症対策が全部パーになるのがおもしろいというか。

**大橋**　ひょっとしたら、法律でコロナがないかもしれないということに発展する可能性があることに気づいたということね。

**鳥居（丈）**　はい。

**大橋**　そうすると、ひょっとしたらコロナはないかもしれないということについて、どうして法律でコロナがないと言えるんだろうか。その辺について、今のところあなたが考えていることは何かありますか。法律のどういうところをどうすれば、ないことになるんだろうかとかね。

**鳥居（丈）**　訴訟グループで調べている人がいて、法律に明記されている、「令和2年1月、中華人民共和国は世界保健機関に報告した」という中国の論文が出されてないという点でも、コロナはないのではないかなと。

**大橋**　それは、病原体がβコロナウイルス属のコロナウイルスで、「令和2年1月に中華人民共和国から世界保健機関に対して、人に対して新たに伝染することが報告されたものに限る」と書いてあるのが、今の新型コロナウイルス感染症の病原体とされているものですよね。

**鳥居（丈）**　はい。

**大橋**　これは感染症法施行令という政令の中の4種病原体というところに書かれている病原体ですね。これが本当にあるんですかということについて、「報告されたものに限る」と書いてあるから、じゃ、どんなものが報告されているのかということを追及している人がいて、それを厚生労働省に聞いたら、そんなものは行政文書としてはありませんと言われている、こういうことだよね。

**鳥居（丈）**　はい。

**大橋**　じゃ、報告されているものはないのかということについて、どう思いますか。

**鳥居（丈）**　ないのだったら、何でこの法律に書かれているんだろうと。

**大橋**　普通は何もないのに書くわけがないから、法律に書くということは、理由が一応あるはずです。どんな理由があるんでしょうか。そんなことを考えたりする？　必ず理由があるんですよ。ないかもしれないけど書くというのは、それなりの理由がある。

**鳥居（丈）**　もしかしたら、それが起きるかもしれない。

**大橋**　起きるかもしれないというのでは、普通は法律に書かない。全く根拠もなく、何の理由もなくは書かないので、何の根拠があるのかというか、これは何を意味しているのかということが、実は非常に大事じゃないかなと思うんですね。

ありそうにもないことが書いてあるのは、一体どういう意味だと思いますか。

**鳥居（丈）** 混乱させるために。

**大橋** それはないだろうと思うけど、一応理由があると思うんだ。優太君はどう思いますか。病原体に、今言ったような長い名前がついている。そして、「限る」と書いている。これは一体どういう意味があると思いますか。

**竹中** 僕の個人的な推定になりますけど、恐らく新型コロナウイルス感染症についての法律が何かあったんですよね。あったから、括弧書きで「〇〇について限る」と限定的に示さないと、前の法律があるから、次の新しい法律をつくることができなかったんじゃないかなと思うんですね。

**大橋** こういう書き方をするのは、たぶん1つのルールがあると思う。本当のところはわかりませんよ。でも、今書いてある文面からすると、一応そういうふうに病原体を特定しないと、どの病原体のことを言っているかわからないじゃないですか。とりあえず病原体を定めないと感染症として法律に載せられないから、病原体は特定しないといけない。

病原体を特定するには、本来はコッホの4原則を満たすことを証明しないといけない。証明すれば、固有名詞を持った○○ウイルスとして法律に記すことができる。しかし、いつも病原体がちゃんと証明できるとは限らない。コッホの4原則は満たすことがまだできていないけれども、症状があって、感染症ではないかと疑う証拠があるとするならば、これを感染症法に記載する。何類感染症という分類があって、1類はエボラとかラッサ熱とか、一番恐ろしい感染症で、2類はそれに次ぐものということで、5類まであります。そこに載せなければいけないときに、病原体は何ですか、さっぱりわかりませんでは、載せられないでしょうという話になりますね。じゃあ、どこまで特定されているかということを書かざるを得ない。それがその長い名前になっているということです。

もちろんコッホの4原則を満たして病原体がちゃんと証明されたら、病原体の名前が必ず出てきます。病原体の証明ができていないから、長い名前にして、こういうふうにして、ここまで特定されておりますよと言っているんですよ。別に好きであんな長い名前をつけているんじゃない。あれしか書きようがなかった。

あれは1つのルールがあるんですよ。じゃあ、その長い名前の意味を一つひとつ考えてみましょうということになる。

さっき丈寛君は、中華人民共和国から世界保健機関に対して、「人に対して新たに伝染する能力があるものに限る」と報告された論文があるんですかと問い合わせた人がいると言ったよね。問い合わせてみても、これが出てこない。そしたら、おかしいね、報告されたものというのは何ですかとなる。

優太君、今の話はどういうふうに考えますか。報告されたものは何だろうと思う?

**竹中** 報告書がどこかにはあるんだろうなというところまでは予測できます。

## 想定しただけの遺伝子!?

**大橋** あるかないかわからないものを、「あるものに限る」と書くのはおかしいでしょう。私は、そんなことはしないと思います。あれもそれなりの意味があるはずです。「報告されたものに限る」と書いてありますね。法律に意味のないことを書いたら大変なことになります。だから、あのように書いてあるということは、必ず何らかの意味があるはずです。

「こんな文書があるんですか」と厚労省に聞いて、「いや、そんなものは保有しておりません」と言ったとします。そうしたら、厚労省は無責任じゃないか、持ってないものを「あるものに限る」というのはおかしいじゃないかという意見もあります。

しかし、あれはちゃんと意味があるんです。どういうことだと思うかということを考えるというような話ですね。

だって、「報告されたものに限る」だから、「もの」というのは何ですか。書類ですか。必ずしも書類であるとは言えないじゃないですか。「もの」と言う場合、普通はどんなものを言いますか。

**竹中**　そういうときは、何か書類を指しますよね。

**大橋**　そう思うでしょう。「もの」というのは、要するに、物的なものということでしょう。「もの」というのはいろんな意味があるじゃないですか。書類じゃなかったかもしれない、この「もの」は何だと思いますか。

書類を出せと言って厚労省が出さない、けしからぬ、ではないんです。出さないということは、書類だと思ったけれども、実は違うかもしれない。そこを考えなきゃいけないんじゃないですかという話でしょう。

**竹中**　書類があるものだと我々は先入観で思うかもしれないけれども、書類では残ってなくて、ただ中国からＷＨＯに電話で報告しただけで、電話の記録しかないかもしれない。

**大橋**　電話の記録がない場合もあるよ。「こんなことがありましたよ」と、習近平さんが電話した。それだって、確かに報告したものだよね。

**竹中**　習近平さんがテドロスさんに報告したと言っているだけかもしれない。

**大橋**　それもあり得る。

**竹中**　それを「報告したもの」と言っています。

**鳥居（丈）**　口伝ですね。

**大橋**　そういう可能性もないことはないけど、それはたぶんない。恐らく書類でも電話でもなくて、「もの」というのは、ひょっとしたらそういうふうに報告したウイルスかもしれない。「こんなウイルスがおりました」と電話したかもしれないけど、これが書類に残っているか残ってないかは、関係ない。「報告したもの」なんだから、書類に残っているかもしれないけど、残ってないかもしれない。それがウイルスだったら、どっちでも成立するじゃないですか。

じゃ、「もの」はなくてもいいんですかと。でも、どんなウイルスが報告されたんだろうかということについて、これをどうやって証明するんですかということになるじゃないですか。

そうすると、ある意味、ここで重要なのは何ですかということでしょう。法律というのは、必要最低限の非常に重要な文言を盛り込むというか、無駄なことは一言も言わず、必要なことだけを言っている。全部書いてあって、全部が重要な情報であるということになる。

あと考えられるのはどういうことですかというのを、2人で考えてほしい。「令和2年1月に中華人民共和国から世界保健機関に対して、人に伝染する能力を有することが新たに報告されたものに限る」。これは全部重要な情報なんだ。ここから何が考えられるだろうかということです。

**竹中**　人に伝染するということが、そこで報告されました。

**大橋**　そう。伝染性というのは、病原性よりもはるかに証明するのが難しいものであるということでしょう。一応建てつけとしては、中華人民共和国がうその報告をしたということはないだろう。中華人民共和国がWHOに人に伝染性があるウイルスがあると報告しました。そんないいかげんなことは言わないだろう。必ず何らかの証拠というか、あるいは政治的な意味があって言っているかもしれないけど、素人が言っているのではないし、武漢のウイルス研究所はそのためにあるんだから、伝染性ということに関しての重要性と証明の難しさは重々承知の上で、「人に伝染する能力が新たに報告されたもの」というふうに書かれている。これは一体どういう意味があるんだろうかということじゃないかな。

**鳥居（丈）**　条件が多いですね。

**大橋**　これだけ条件をつけているのは、一体どういうことでしょうか。何でこんなにたくさん条件をつけているのか。

普通に考えて、「人に伝染する能力が報告されたもの」というのは、満たさなければいけない条件としては一体何があるだろうか。人に伝染する能力があると言うためには、その前に何が必要ですか。

**鳥居（丈）**　病原性。

**大橋**　そう。病原性が証明されていないと、伝染する能力は証明できませんね。

病原性を証明するには何が必要ですか。

**鳥居（丈）**　コッホの４原則。

**大橋**　そう。では、コッホの４原則を示すには何が必要ですか。

とにかく、病原体はこれですと特定されて、これは何のウイルスか、そこまでいかないと伝染性が証明できないじゃないですか。それにもかかわらず、ウイルス名は書かれていない。

よく紛らわしいので出てくるのはWHOが報告したSARS－CoV－2で、これは、中国のグループが報告したと言われているんだけど、これがウイルスの遺伝子だと言って報告したものは、遺伝子をただ想定しましたと言うだけなので、まだ病原体であるとも何とも証明がない。これに基づいてPCR検査をしているじゃないですか。これはコッホの4原則を満たしたと言えますか。

**鳥居（丈）**　満たしていないです。

**大橋**　満たしていないよね。当然ながら、人に対しての伝染性なんて証明されているわけがない。遺伝子ですらあるかどうかもわからないと言っているんだから。じゃあ、SARS－CoV－2と、今の長い名前のついている令和2年1月云々のものと同じと言えますかと言ったら、どうですか。

**鳥居（丈）**　難しいですね。

**竹中**　今の時点では同じとは言えないですね。

## 存在確認なき病原体が法律の根拠に

**大橋**　だって、片や遺伝子の断片だけで、片やコッホの4原則を満たして伝染性の証明まであると言っているんだから、全然違うでしょうという話だよね。天と地ほど差がある。

名前から見ると、ひょっとして令和2年1月のはSARS－CoV－2とイコールではないかと思えたりするんだけど、実は中身を点検すると全く違う。ただの遺伝子の紙くずみたいなものと、片や病原性と伝染性があると中国政府がお墨つきを与えたもので、これは完全なウイルスじゃないですか。それなのに、なぜ名前がないのか。

ある意味、名前はまだ伏せられているかもしれない。例えば、秘密兵器のようなもので、チョー危ないウイルスで、これは中国は報告したぐらいだから、コッホの4原則を満たして、病原性、伝染性、全部ある。そのレベルで中国は長い期間かけて完成させたもので、人体に本当に感染することまで証明した。これはすごいものだという一応想定。でも、ウイルスの名前は秘密にされている。これは書けないでしょうということで、やむを得ず、だらだらと書いている。そういう恐ろしいウイルスですよということで、それを書くにはそういう長い文章でしか書けないじゃないですか。

しかも、それを書いた文書なんて存在するわけもなく、厚労省が持っているわけもなく、出せと言っても、行政文書としてもありません。出さないのはけしからぬという話じゃなくて、中国が開発した秘密兵器で、病原性と伝染性が新たに報告されたものだとするならば、これは非常に危ないかもしれない。それはわかりませんが、一応中国はそう言っております。

危ないかもしれないので、管理をするために、法律に書かなきゃいけない。病原体で言うとどこに分類するかということでいろいろ考えた上で、とりあえず4種病原体に分類して、それは感染症法施行令という政令に一応書いておきましょ

114

う。しかし、ひょっとしたら、もっと危ないかもしれないので、人から人へ伝染するくらいの能力があるかもしれないということで、安全のために感染症法という法律の中に新型インフル等感染症（新型インフルエンザ感染症）を入れて、こういうものと一応考えておこう。感染症法には、新型インフル等感染症は人から人へ伝染すると書かれているでしょう。これは一番危ないわけですよ。その病原体は、感染症法の政令の中に、そういう形で長々と書かれている。

こういう意味ではないかとすると、中国が開発した恐ろしい病原体であって、実在は定かでないけれども、そういうふうに疑っても仕方がない十分な証拠があるだろうということで書いたものだ。そうであれば、これは勝手に書いたなということではないでしょう。

だとすると、今の法律に書かれているウイルス名とSARS－CoV－2の関係はどうなるだろうかということです。SARS－CoV－2というものが何で法律の中に書かれていないのかというのはわかる？

SARS－CoV－2は、遺伝子の断片をつなぎ合わせた得体の知れないもののじゃないですか。紙くずを法律に書いたなんてことが発覚したら、後で責任問題となり、大変なことになるでしょう。

「これは紙くずですよ」というのは、厚労省はよくご存知なんですよ。だって、紙くずですと、ちゃんと書いてあるんだから。これは誰も証明できない。当然ながら、あのやり方で遺伝子をつないでいったとして、こんなのは何も意味ないですよ。一応そういうのが発表されましたというだけ。

そういう意味で、WHOは、SARS－CoV－2を病原体とするのをCOVID－19と言うと宣言はしました。でも、WHOが言ったのは、勝手に考えているんだろうなぐらいのもので、別に法律に縛られるものでもないから。間違えていましたと言うかどうかわからないけどね。WHOが勝手に言っているというか、そういう意味かもしれない。

国立感染研がやったのは、そういう形で、PCR検査をしたらクルーズ船の乗客に陽性者がいっぱい出ましたということです。もしSARS－CoV－2というのがあるのだったら、PCR検査で検出できましたよと。

これは本当にあるんでしょうかねというのは、感染研は各県の衛生研究所に、「あるかどうか、とりあえず調べてください。しかし、本当に病原体を検出するかどうかはわかりませんよ」と言って配りました。

これがいつの間にか、法律に基づいて、これを検出しているんじゃないか、これとイコールなんじゃないのかと勝手に思ってしまう。各県の感染症対策の人は、「中華人民共和国と書いてあるし、SARS−CoV−2も中華人民共和国からWHOに報告されたみたいだし、これは同じと考えております」という感じで、何となく同じと認識されると、今度はSARS−CoV−2が恐ろしい病原体というふうに、皆さん、思い出す。いつの間にか紙くずが立派な病原体に変わってしまう。勘違いです。

誰が勘違いしましたか。

**鳥居（丈）**　法律を決めている人。

**大橋**　法律を決めている人は、そんなことしない。

**竹中**　私たち一般国民。

**大橋**　考え方としては、各県にPCR検査キットを配って、法律にそう書かれていて、非常にわかりにくい。この長たらしい、βコロナウイルス属のコロナウイルス、これが一体何の意味があるんですか。各県に感染症の専門家はそうそういないから、何かややこしいことが書いてあるけど、これがSARS－CoV－2じゃないかと思うよね。だって、その当時、国立感染研からPCR検査キットが来て、SARS－CoV－2用の検査キットと書いてあるんだから、これがそれに違いないと思うじゃないですか。

そうすると、ここに検出されたものが病原性ウイルスで、当初は指定感染症だったけれども、1類相当に扱おうという恐ろしい新型インフル等感染症がこれだろうと思うじゃないですか。しかも、NHKのニュースが新型コロナウイルスと報道する。

じゃあ、新型コロナウイルスというのは一体何でしょうかということになってくる。これもSARS－CoV－2でしょうと。いや、法律に書かれている長い名前のやつも同じでしょう。全部名前が違うけれども、みんな同じように見えてくるんですね。

だとすると、このＰＣＲ検査陽性が恐ろしい感染症の病原体の検出方法であろうとお医者さんも思ったりして、その発生届が出されてきたら、県は、恐ろしい感染症の届けが出てきましたと厚労省に報告するじゃないですか。自然とそうなってくる。

それなりに考えてみたら、法律に書かれていることは決して根拠のないことでも意味のないことでもなくて、それなりの意味がある。法律上は、個々の文面をとってみたら、決して間違ってもないし、それなりの恐ろしい生物兵器がまん延していると仮定するなら、そういうあるかないかわからないものを書いておくのは間違ってはない。そのために感染症対策をしましょう。

ただし、これに対してＰＣＲ検査が使えるかどうかは何の保証もない。もちろん病原体の遺伝子配列も何も書いてないし、名前も書いてないのだから、わかるはずがない。ＰＣＲ検査で検出できるのは、あくまでもＳＡＲＳ－ＣｏＶ－２の遺伝子の一部がちょっと似ていると陽性になる。これと法律に書かれているβコロナウイルス何たらという長い名前のやつと、何の関係もないです。でも、NHKのニュースを見ると、それが関係あるように思うんです。

**竹中**　テレビを見ている一視聴者としては、コロナの判断というのはPCR検査キットしかないいんじゃないかみたいな感じの報道だったと思うんですね。

**大橋**　それで名前が新型コロナ。どれが新型コロナなんですか。だんだんわからなくなってくる。いろんな新型コロナがある。

だけど、考えてみたら、病原体としては、法律の文面に書かれている長い名前、βコロナウイルス属のコロナウイルス、それしかない。だって、SARS－CoV－2なんて病原体すら確認されてないんだから、こんなものあるわけがない。そうしたら、法律に書かれているものは何ですかと言ったら、想定して書いている。中国がこんなのをつくっているかもしれない。これも想定だ。SARS－CoV－2も想定です。

じゃあ、どこに病原体があるんですか。存在確認されたものはございません。だから、法律的に考えたらないかもしれないというのは確かで、確認されているものは1つもない。だって、βコロナウイルス属のコロナウイルスで、それ以上特定していないのだから、ウイルスにマーキングしてあるわけでもなく、わからないでしょう。どこにあるんですか。

唯一の手がかりは、人に対して伝染する能力があるということでしょう。ということは、当然ながら恐ろしい病原体なんです。でも、法律に書かれているものはない。未だかつて、恐ろしい、新しいβコロナウイルスが見つかりましたということはない。今まで見たことがないような恐ろしい病原体がどこにありましたか。ないでしょう。βコロナウイルス属のコロナウイルス、これ以外、手がかりはないんです。

ということは、少なくとも今までには、法律に書かれている長い名前の病原体はあった徴候もない。当初、2類で1類相当の扱いをしようとしたような恐ろしい病原体は、どこにもありませんでした。だから、令和5（2023）年5月8日から、5類に下げてもいいんじゃないかと、警戒レベルを緩めた。でも、ひょっとしたらあるかもしれないというので、それはそのまま感染症法に残した。病原体に対しては4類病原体で感染症法施行令という政令に残して、扱いは、入院を要しなければ届け出なくても、よろしいですと、5月8日に省令で出した。だから、扱いとしては一応5類相当になったんです。

だとすると、何が言えるかというと、未だかつて日本で新型コロナウイルスの病原体は見つかったことがない。たぶん将来も見つからないでしょう。ただし、新型コロナウイルス感染症の患者は1000万人出ました。それだけのことです。患者は1000万人います、病原体はあるんですか、見つかりませんでした。これはあっても全然不思議ではない。

だから、感染症で言うとダメなんですよ。感染症の患者はいっぱいいても何も不思議ではなくて、これはお医者さんがうそをついているわけではなくて間違えているだけかもしれないから、別にお医者さんが法律で罰せられることはない。だとしたら、もちろんSARS－CoV－2が見つかるわけもなく、法律に書かれた病原体が見つかるわけでもなく、コロナはありませんでした。それは法律からわかるというのは、確かにそのとおりです。

だから、ここの部分を皆さんがしっかりと人に伝えることができたら、もうワクチンなんか要らないでしょう。マスクも当然要らないでしょう。警戒するような時期はとうに過ぎましたよと言えるんじゃないかと思うんですね。

丈寛君が、マスク対策じゃないけど、何かおかしい、これは組織的に先生が上のほうから言われてやっているようだと思った。上のほうというのは、たぶん県の教育委員会からおりてきたんじゃないか。県の教育委員会はどういうふうにして指示を出しているんだろうかとみたら、文部科学省のほうにそのネタがあるんじゃないかということで、何かをやっているんだよね。

どんなことをやっているの？

**鳥居（丈）**　文科省が伝えている衛生管理マニュアルに問題があるんじゃないかということで、5月8日になる前に、大橋先生が「文科省を訴えよう」キャンペーンで調停や訴訟を全国でやっているときに、初めて名前を連ねさせてもらったんですね。

そのときに、神奈川県では文部科学大臣の永岡桂子さん宛てに調停を出しまして、ほかに残り4人ぐらいで出したのですが、たまたま神奈川県は永岡桂子さんまで届いちゃった感じで。

**大橋**　それでどういうことになったんだろう。

**鳥居（丈）**　たしか永岡桂子さんは調停に代理人の弁護士を立てたんですが、はっきり言って調停は不成立になったんですよ。立てた弁護士すらも調停に来なかった。

**大橋**　来られなかった理由が何か出てきたんでしょう?

**鳥居（丈）**　申立書に書いてある内容が間違っているということなんです。

**大橋**　どういうふうに間違っているの?

**鳥居（丈）**　「コロナウイルス感染症対策に係る政策が違法であると主張し、行政処分を初めとする行政行為の当否を争うものであり、そもそも当事者の互譲によって紛争の解決を図るという民事調停の対象とはなり得ず、本件調停の申立ては不適法と言うほかない」と書いてあります。

**大橋**　それが何の理由と言っているんだろうね。「行政行為の当否を争うもの」。

要するに、行政処分に当たるかどうかというものは、民事調停の対象にはならないということだね。だから、違法であるということ自体は行政処分のあれに当たらないと言っている。だから、紛争が具体的にないものについては、調停という中で解決する問題ではないという主張だね。

だから、文部科学省のこの文章が違法ではないですかということについては、調停で争うものではないという主張ですね。

これに関連して、優太君のほうも文部科学省に何かアクションを起こしたんだっけ？

**竹中**　自分も千葉県のほうで、文科省の衛生管理マニュアルについての調停をやって、第1回が5月15日にあって、そこで終わらなかったので、7月3日に第2回の調停が予定されていて、継続中です（2023年6月時点）。

**大橋**　第1回では何を話したんだろう。

**竹中**　千葉県の市川市の教育委員会と文科省の永岡桂子大臣に、衛生管理マニュアルをやめてほしい、法律違反じゃないかということで、そのための申立てをしました。裁判所の判断としては、教育委員会では扱いきれないので、市川市役所のほうで扱いますということと、あと、市川市と文科省、両方とも相手取ることはできないので、永岡さんを相手取って裁判をするのであれば、東京の簡易裁判所に出してくださいというふうなお話だったですね。

**大橋**　それは出す場所の問題を言っているのかな。

**竹中**　出し先ですね。同時に2人とは裁判をすることはできませんよと。結局、こちらは永岡さんを東京に出すのを諦めて、市川市だけを相手取るという形にしました。

**大橋**　教育委員会を相手にするということね。

**竹中**　市川市としては、教育委員会だけでは対応しきれないから、市川市役所全体で対応しますということでした。

## たらい回しの役所、架空の病原体

**大橋**　ひょっとして法律を満たしてないんじゃないかということについて、普通には、裁判で争うというような認識もあるかもしれないけど、ほかに解決する方法があるとするならどんなことがあるだろうかということも考えてみようかね。

丈寛君が文部科学大臣に調停を申し出たときに、法律の何が問題だと言ったんだろうか。

**鳥居（丈）**　衛生管理マニュアルの新型コロナウイルス感染症という名称が違うのではないかと。名称と、やっていることが違うというか。

**大橋**　名称が違っているのではないかということだね。そうすると、それは処分には当たらない、こういう主張でしょう？　処分というのは、何かしらの決定によって、あなたの何かが影響されるとか、そういう具体的な行政の権力が及ぶ状態というか、その行為。それになるので、名前が違っているんじゃないかというのは、その処分の範疇に入らないと言っておられるんですね。確かにそう言われたらそうかもしれない。

しかし、本当にあなたが言いたいことは、名前が違っているから対策が違っているでしょう、たぶんこういうことだね。

**鳥居（丈）**　はい。

**大橋**　それは文部科学省のほうが法律の解釈を間違えた結果、間違った感染症対策の指示をされており、それが私たちの学校のマスク対策に影響しております、こういうことだね。

**鳥居（丈）**　はい。

**大橋**　もしかしたら、そういうふうにして公権力が組織的なマスク対策に及んでいるとしたら、それが問題なんだということだよ。組織的に指示をしたかどうか。文部科学大臣が各学校に指示をしたということがあるのかということが問題になると思うのね。たぶんそれはしてないんだよ。これがどこから指示がおりてきたか。その指示がおりてきた先に、あなたの指示は間違っていますと言わないといけない。

私の考えとしては、それは恐らく県の教育委員会でしょう。ここが指示を出している。なぜ指示を出したのか。ここが1つのポイントかなと思う。どういう理由で、どういう仕組みで指示を出すことになったのか。

予算の話もそうだけど、ある予算が来たら、これを消化しなければいけない。コロナ対策予算をもらったら、こういう対策をしましたと報告を上げなきゃいけない。その辺の仕組みはよくわからないけど、予算が県の教育委員会に来て、それが各学校に配分されているとします。すると、教育委員会としては、各学校にマスク対策をお願いしますと指示を出して、ちゃんと成果が上がりましたという報告書を求めるわけね。

ある意味、この問題は、教育委員会が間違って指示を出したのかもしれない。しかし、予算が来ている以上、単に教育委員会が間違っているのじゃなくて、予算を出すほうが間違っているんじゃないですかという話で、何で法律に基づいた感染症対策が必要なんですか、そもそも予算を配った先が問題じゃないですかと。今度は、教育委員会に予算を配った先はどこですかという話になる。これはどうなんだろうか。

そうすると、何で予算を配るんですかという話で、予算を配ることにいちゃもんをつけなきゃいけなくなる。これはハードルが非常に高いですよね。せっかく予算をくれるのにいちゃもんをつけたら、返さなきゃいけない。もう使ってしまいました。じゃあ、どうやって返しましょうかという話になってしまうから、いちゃもんをつけられないですよね。

予算を配った先が間違っていましたとなったときに、予算を配った先はどこになるんでしょうか。

**鳥居（丈）**　各学校ですか。

**大橋**　たぶん県でしょうね。県がお金を配るのを間違えているとします。お金をもらって配るのはけしからぬというのは、どこに言えばいいんでしょうか。県だとしたら、予算配分を決めるのは、建てつけの上では一応議会のはずなんですね。

でも、議会に配分が間違っているとは言えないので、やはり基本は県なんですね。そうすると、確かに文部科学大臣に、あなた、法律が間違っていますよと言うのはおかしいと言われても、そうかもしれないんだよね。

だから、法律上の建てつけと、本当に言いたいこととは別なのでね。でも、何でそんなにマスクをしないといけないかというのは、文部科学省の衛生管理マニュアルから来ているんですよ。だから、これを何とかしろと言いたいのはあるんだけど、これは行政処分の対象にはならないと言われてしまえばそうなんだ。行政処分の先はどうかというと、県の責任。知事になるかどうかという問題なんだけど、知事にお金を配るのはおかしいですよと言っても、一応念のために配っているんだ、おまえ、何で文句を言うんだという話になるでしょう。

そういう意味で、責任の所在が分散するようにうまくつくられていて、どこかに文句を言っても、私のところは関係ありません、こっちに文句を言ってくださいと、たらい回しにされる仕組みがあるんです。

この問題が訴訟とか調停とか法律を使って解決するのは難しいのはそこにある

んです。問題の発生源と法律上の建てつけの責任者は違うので、あなたが責任者ですよと言っても、私じゃありませんと、結局たらい回しにできる仕組みがうまいことつくられているので、1つの手段では解決できないということかな。

ある意味、あなたの言動はこの法律のこの条文に違反しています、だからこういう問題が生じましたというのが裁判なんですね。一緒にやればいいんだけど、これが複数にわたっていた場合に、どうしてもかみ合わないようになってしまうと、これがうまくいかない。

そういう意味で、問題が複数にわたって、それがどう絡んできて、解決する方法はどうありますかというのは、確かに法律の問題なんだけど、この問題は、そもそも法律が架空の病原体みたいなものに対してつくられているところにあるわけです。架空の病原体に対して予算をつけたときには、どうしても無理がいくことになるんじゃないかと思う。

じゃ、そのお金をどういうふうに処分しますか。どこかに配ったら、いびつな問題が必ず生じるでしょう。お金をもらった以上、それに使わざるを得ない。それが今の過剰な感染症対策に使われてしまうのね。すると、要らぬところにお金を使って、それがまた新たな問題を生んで、本来はない感染症があることにされてしまう仕組みがつくられる。こういうことじゃないかと思うのね。

そういう意味では、今回の法律に架空の病原体を書いているじゃないかというのは、万が一そういうことがあったら大変なことになるから、ちゃんと法律に書いて法律の整備をしましょうということで、ああいう複雑な文言になっているんだけど、それはそれでいい。たげど、架空の病原体もあったら困るから、実質的に予算をつけましょうということで、莫大な予算をつける。

すると、架空であっても対策をすることになってしまうんです。過剰な予算を消費するために、架空の病原体かもしれないけど、ワクチンもとりあえず買っておきましょう。ワクチンを買ったら、予算もいっぱいあるし、希望する国民にはただで打たせましょうと、サービスが過剰になってしまう。ある意味、こんなことじゃないかと思うんですね。

架空の病原体に対して対策をするというのは、一見間違ってはいないんだよね。

それはけしからぬと言えるかというと、架空であっても、一応対策はしなければいけない。戦争と同じで、あるかないかわからないけど、防衛費をふやして軍備を増強しましょうとか、憲法を変えて、どこかの国が攻めてきたときに何とかできるようにしましょう。これはみんな架空なんですよ。でも、予算をつけるじゃないですか。予算をいっぱいつけてムダじゃないかと言われると、戦争もしないといけないということにもなりかねない。それとちょっと似ているところがある。

何でもそうです。あるかもしれない恐ろしいことが起こりそうだから対策をしておきましょうと言うと、もし何かあったときは大変だと言って、皆さん結構賛成するのよ。もしどこかの国が攻めてきたら大変だと言って、防衛費を増やさなければいけない、憲法を変えなきゃいかぬと言うと、そんな話だったらぜひやってくださいとなるじゃないですか。予算はついたけど敵はこなかったというのはカッコがつかないけど、そんなことは多分ないと思う。

だから、架空で何か対策をするというのは、結構危ない話がいっぱいあるんです。地震対策だって、来るかどうかもわからないのに、来る、来ると言って予算をいっぱいつけて、結局来なかったらえらいことだから、実際に来なかったら困るなと。そんな話になったら、余計大変だけど。

万が一の場合と言い出すと、本当に大変なことになるのね。備えがなければ、それはそれでまた大変なことになるのかもしれないけど、適度な備えというか、適度な対策というか、どの辺が適切かというのは必ずあるはずなんですね。全く備えがないのも問題だし、過剰なものも困る。

今回は、予算の額からしても明らかに過剰だよね。これは意図的につけたのか、そうでないかは別にしても、明らかに過剰なものをつけました。つけた以上は、実際に感染症が起こらないと、皆さん、納得しないでしょう。そんなことになって、一体何をやっているのか、よくわからなくなる。

そういう意味では、何を求めますかというときに、あんまり完全なものを求めたらいけないんですね。予算が多ければ多いほどいいとか、そんなことではない。全くなくても困るんだろうけど、過剰なものはもっと困る。ちょっと足りないぐらいが一番いい。お金が余り過ぎると、大体ろくなことはない。結局、変なことに使われてしまうから、そういうのが要注意。お金が足りないと言っているほうが、まだ安心かもしれない。

そういう形で社会というのは、お金が足りない時代か、お金が余って困る時代を繰り返してきているんじゃないかと思う。今は、お金が足りないというより、なぜか余って、余ったと思えば、次は足りないと言うに決まっている。そういうトリックみたいなところがある。今はお金がばらまかれちゃって、使い道をどうしようか。すると、お金が足りなくなったと言って、今度は大きな騒動を起こす。こういう仕組みがずっと働いていると思うんですね。

## 万が一のため、と言うけれど……

**大橋**　丈寛君、今回の件で何が教訓になったと思いますか。

**鳥居（丈）**　訴訟が終わってですか。

**大橋**　訴訟と言うよりは、例えば高校の授業で学べないことをどういうふうに学んだのかな。

**鳥居（丈）**　訴訟はどういう手順で出すのかとか、調停のやり方とか、代理人を立てたり、代理人が来なかったら調停員が来るとか、調停とか訴訟のシステムが初めてわかったというのが一番大きいです。あと、調停とか訴訟が第何号とかいって、やったことが残るんだなというのを知りました。

**大橋**　何事もそうだけど、経験してみないとわからないし、普通、そういうことを経験することはほとんどないのね。だから、ちょっと特殊な世界と言えばそうなんだけど、問題解決に使えるというか、それを学ぶ場ではあると思う。でも、なかなかすぐには解決につながらない。そういうことについてどう思うかな。

**鳥居（丈）**　訴訟や調停以上の解決方法は、ほかにあるのかなという気がしました。

**大橋**　どういう方法があるかというのは、やりながら、こういうことがあるんじゃないかと、ふと気がつくというか、自分で考えることでやっていくしか仕方がないのね。やっていく中で、また新たなやり方を見つける。

これは確かに法律の問題なのよ。これを多くの人が理解すればいいんだけど、非常に複雑なので、この問題点に気づく人は少ないし、興味を持つ人も少ない。これが1つの大きな問題だなと思うのね。あまりに複雑でしょう。よくよく考えてみると、法律に書かれているのは、あくまでも実在のものでなくて、こんなことがあったら大変だねという形の想像の産物で、防衛費のカネと同じよ。

例えば、防衛費でバンッと戦闘機を買うじゃないですか。でも、実際に敵も来なくて、これが何も使われもせずに朽ちていく。皆さん、そういうものだと思うでしょう。それが備えですよ。備えが要るかどうかはちょっと置いておきましょう。

なぜ大きな騒動になったかというと、みんながそれを理解しているかどうかなんです。みんながみんな、そういう形で備えの意味というか、念のために置いておこうということで、捨て金みたいなものですね。それが使われたら本当は大変なんだ。ある意味で、そういうことじゃないかな。

このウイルスというのも、一応法令に書いてある。こんなものがあったら大変だよ。なければないで、それでいいんだ。こういうふうにして新型コロナウイルス感染症は定義されているにすぎない。ＳＡＲＳ－ＣｏＶ－２のＰＣＲ検査とかも、そうですね。万が一、ＳＡＲＳ－ＣｏＶ－２みたいなウイルスがいたとして、これがもし人に対して病原性とか伝染性があるのだったら、ひょっとしたらこれで検出できるかもしれないよというので開発した。使われるかどうかは別として、予備のために開発しました。そう言ったのかもしれない。こんなインチキなものをつくるなと私は言いたいんだけど、実はつくっている人は、万が一のためにつくりましたと言っているのかもしれない。

だから、一概にインチキ検査キットをつくったと言って非難できないのかもしれない。これは予備のものです、万が一のためですと。このお金というのは非常に不思議なもので、対策というのもそうなんだけど、必ず使うためにつくるものと、予備のためにつくって置いておくものがあって、予備のものについては使わないのが一番いいので、朽ち果てていく。その区別が、皆さん、つくかどうかじゃないのかな。法令に書いてあるからあるんでしょうとかね。そういうものもあるんだけど、予備のためにつくってある、予備のために書いてある。予備のためのキットとかね。そういう考え方もあると思うんですね。そういう区別がつくかどうか、難しいよね。

**竹中**　難しいですよね。

**大橋**　書いてあるけど、ないんだよと言ったら、書いてあるじゃないですか、だからあるんでしょうと。

**竹中**　世の中の人が理解するのも難しいと思うし、興味を持つのも難しい。

## 過剰な医療を見直そう

**大橋**　念のためにというのは、健康診断とか人間ドックとかはみんなそうじゃないですか。何もなくて、お金を払って、ああよかったと言っている。何かあったら大変だという話だね。

それと似ている。過剰な対策をするということなのかな。ガンの疑いのある腫れ物が見つかりました。念のために切りましょうかとか、念のためにもうちょっと精密検査をしましょうか、検査したら、悪性のガンの疑いがあります、ほかのところも調べたら、ほかにも広がっているようです、これは手術もできないし、念のために抗ガン剤をしましょう、抗ガン剤を始めたら、どんどん悪くなる。そういうことが起こるでしょうという話で、これも念のためにということを意識して、結果として大変なことになる。

だから、念のためにというのも、果たしていいんだろうか。大体そうでしょう。本当はどうかよくわからないけど、一応最悪のことも考えてこうしましたと言うお医者さんが多いと思う。ガンの診断がそうでしょう？　一応安全を見越して、今の時点ではどうかわからないけど、ちゃんとケアしましょうと言って、それが本当かもしれないということにだんだんなってくる。本当はどうかわからないんだよ。そういうのと似ているなと思った。

そんなにいろんなケアが必要だと言うなら、大変な病気なのかなと思えてくる。

そういうことじゃないかな。悪性の腫瘍というのが本当であればそうなんだけど、じゃあ、本物はあるんでしょうかと言ったときに、これも非常に難しい問題です。ガンの場合は、ガン細胞がどんどん増えていって、ほかにもうつっていくかもしれないというので、じゃあ、手術で早く取りましょうとか、放射線で焼きましょうとか、抗ガン剤で治療しましょうとなるでしょう。でも、「かもしれない」なんですよ。

本当にうつるんですかというのは、証明しなきゃいけないけど、証明できますかと言ったら、証明する方法はない。万が一のために、念のために取りましょうというのは、実は「証明がないけど取りましょう」なんです。証明がないけど抗ガン剤を投与しましょうと。

**鳥居（典）**　こういう体質というのはどれくらい前からあったんですか。

**大橋**　いわゆる近代医学が始まったときの1つのやり方というかな。何でもそうじゃないですか。高血圧でも、放っておくと、ひょっとしたら脳出血が起こるかもしれないから、念のために血圧を下げましょう、高血糖だったら、このまま放っておいたら、ひょっとしたら糖尿病で手足が腐るかもしれないから、念のために血糖値を下げておきましょう、と。

果たしてこれが適切な医療なのか。一般的には、念のためにするからいいんじゃないかと考えられているけど、それが本当にいいかどうかは結果を見ないとわからない。念のためにというのが、今の医療の中心なんですよ。それが本当に適切な医療かどうかは、証明が難しいということもあるし、過剰な医療と言えばそうなんです。

私はソロモン諸島に行ってマラリアの対策をずっとしていたんですが、そこの病院とか診療所で何をしているかというと、マラリアと肺炎、感染症の治療しかない。薬も、マラリアと肺炎の薬しかない。ほかの病気の対策はどうするんだろうか。診察をする体制もなければ、治療もない。シンプルだなと思いました。医療といえばマラリアと肺炎。肺炎の場合は、冷蔵庫もないところに抗生物質を何年も置いてあるから、そんなものたぶん意味がないだろうと思いました。すると、病気はマラリアしかない。それはそれで、そんなものなんです。ふと、こんなところに日本のお医者さんが行ったらどうするだろうと考えたんですね。薬もなければ医療機器も何もない。することがないんです。

実は、こういうへんぴなところにイギリスの医学生が研修医として来ていたんです。すごいなと思いました。何もない中で何ができるのか。そういう経験をすると、日本の医療は過剰医療だということに気がつくんです。私はその経験があるから、こんなことが言えるのかもしれない。

**鳥居（丈）**　病名がふえ過ぎたということですか？

**大橋**　まあそういうことだね。何をもって病気と言うのか。過剰な医療をしたら、いろんな病気が出てくる。あるかないかわからない病名がいっぱい出てくる。コロナだってそうでしょう。あるかないかわからないけど、病名はついて、病人がいっぱい出て、ワクチンも出て、薬も出て、病気があったんですかと聞くと、あったのかなかったのかよくわかりません、まだ病気の原因は見つかってないようですよ、と。無から有がつくられる状態、そんなことになりかねない。

何もないのがいいとは言わないけど、あり過ぎても、病気が増える。しなくてもいい対策をする。例の遺伝子ワクチンを国民全員に打つ。

## ワクチン接種が始まってから有害事象と超過死亡数が増えている

**大橋**　例年の死亡数に比較して、余計にたくさん人が亡くなっているという超過死亡数で言うと、２０２１年は４万１千人ほど、２０２２年は15万５千人ほど、２０２３年は14万５千人ほどで、合計34万人。これは一体何ですか。コロナが始まった２０２０年は、超過死亡数はちょっとマイナスぐらいでしたから、増えたのはちょうどワクチン接種の時期と一致します。そうすると、ひょっとしたらワクチン接種で34万人亡くなったんじゃないかと想像できるわけです。

もしそうだとしても、接種者が国民の８割として８０００万人いるとします。そのうち34万人というと０・４％ぐらいです。それが多いと言うか少ないと言うかは別にして、恐ろしい病気と比べたら０・４％なんて仕方がないじゃないかと言うかもしれないけど、34万人死んだんですよ。とんでもない数です。1人死んでもニュースになることがあるのに、34万人というのはすごい数ですよ。これは数字のトリックみたいなものかもしれないのね。

評価が十分定まっていないようなものを一気に国民全員に打ったら、どうしてもそんなことが起こり得るじゃないですか。死亡率1%になったら、100万人死ぬわけですよ。0・何%のオーダーだったら、あんまり目立たない。1%ぐらい死んだら、身近な人が誰か死んだとわかるけど、0・何%ぐらいだったら、ひょっとしたらそうかなぐらいで、あんまりわからないでしょう。

自分たちの知り合いとか、しょっちゅうコンタクトをとる人は、せいぜい100人ぐらいですね。その外にはさらに100人いるけどね。だから、ちょうどわからないぐらいの数が今の死亡者で、ひょっとしたら、あの人、ワクチンで亡くなったんじゃないかと想像はするけど、確信が持てないぐらいの人数です。

**鳥居**（丈）超過死亡数の数え方というのは、どうやってやるんですか。

**大橋** 毎年死ぬ期待値というかな、これは年齢構成によっても変わってくるから一概に言えないけど、プロットしていくと、死亡者数は大体直線になるのよ。これが２０２１年からピュッと上がっていて、３年間で合計34万人の超過死亡があったことになる。２０１１年の東日本大震災のときもちょっと超過していて、あとは大体直線になるんです。コロナが始まった２０２０年は、直線のちょっと下になる。すると、この超過死亡数は、ワクチンのせいで亡くなったのではないかと想像できる。

これまでに、副反応報告制度において報告されているワクチン接種後死亡事例だけでも、すでに２０００件を超えています。異常に少ない。その辺はちゃんと統計を出さないと、まず土台に乗らないし、そこで落とされる人もいるけど、考えてみたら、超過死亡数が一番客観的な数字じゃないかと思われるんです。というのは、死亡届は必ず出すからね。

そういう問題は、有害事象というのを評価する方法ではあるんですね。ワクチンを接種した群と接種しない群で、それぞれどれくらいの有害事象が発生したか、単純に比較するわけです。因果関係は全く関係ない。こういうふうにすると、因

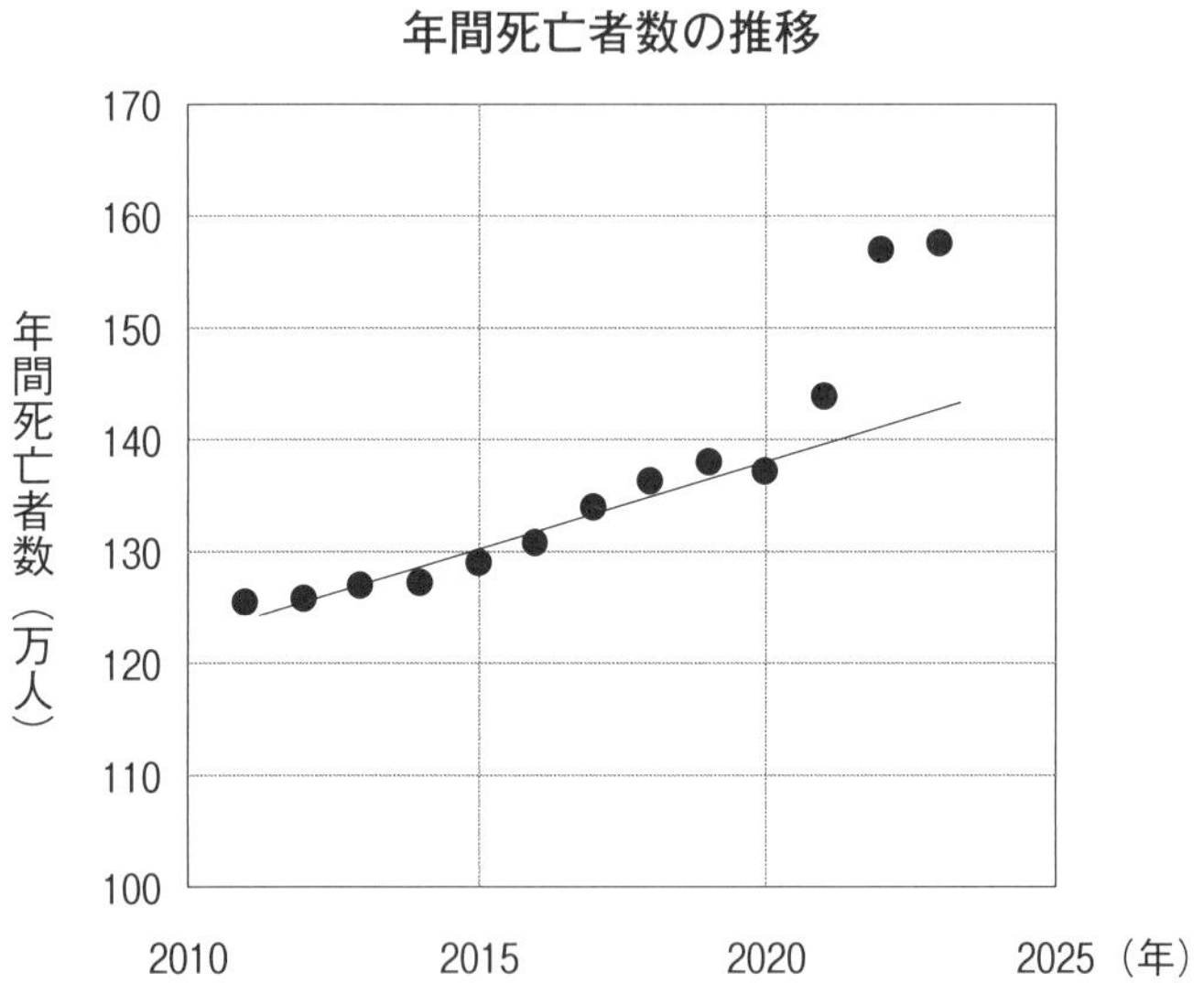


ワクチン接種が始まる前の2011年から2020年までの日本全国の年間死亡者数の推移（厚生労働省）をもとにした回帰直線から計算すると、超過死亡数は、2021年は４万１千人、2022年は15万５千人、2023年は14万５千人、３年間の合計34万１千人が推定される。

果関係の医学的な証明なしに、ワクチンによる有害事象がどれくらい増えたかによって、このワクチンが有害かどうかがある程度わかるじゃないですか。これが一番客観性がある。

因果関係の証明になると、医師の診断書が要るし、届けを出すのが面倒くさいとかあって、どうしても人の判断が入ってしまう。有害事象に関しては、人の判断が入らずに、ただ数字が並ぶだけなので、ある意味、一番正確なんです。接種する群と接種しない群の2つの群のかわりに、2020年と、2021年と2022年を比べると、2つの年で合わせると17万人、超過死亡数が増えている。

**鳥居（丈）**　今年はどれくらい死ぬんですかね。

**大橋**　たぶん今年はワクチン接種が大幅に減るから、死亡数は恐らく大幅に減ると思う。後になってどんどん死ぬということではないんじゃないかと思うけど、例えばガンが増えるとか、二次的な病気を引き起こして数万人増える可能性はある。でも、10万人台で済むんじゃないか。それは何とも言えないけど、接種して2年以内にバタバタ死ぬようなことはないと思うんですね。

有害事象と超過死亡数以外の方法では、やはり人の判断が入るので誤差が生じるんですね。ワクチンと言っているものがやはり危ないというのは、超過死亡数のデータだけじゃなくて、ワクチン承認書類のデータからも言えるんです。ちゃんと書いてある。そこにもワクチンとプラセボの有害事象がちゃんと出ていて、ワクチンのほうがはるかに有害事象が多いんです。

不思議だと思いませんか？

有害事象を減らすためにワクチンは開発されたんでしょう？　普通だったら、ワクチンを打ったら病気が減るのだから有害事象は減らなきゃいけないのに、逆に増えているんです。じゃあ、このワクチンは何ですか。

これはワクチン承認書類にちゃんと書いてあります。これは公開されていて、今でもインターネットでダウンロードできますよ。「危ないワクチンです」と、最初から書いてある。出してくれているから、ワクチンのことは誰でもわかるんです。

でも、有害事象に関しては、掲載するけど、ワクチン承認のときには使わない。

参考データなんです。何でだと思いますか。使ったほうがいいと思いますよね。

皆さん、厚生労働省がデータを隠しているんだろうと思っているかもしれないけど、このワクチンは大変危ないワクチンですと、2年前からちゃんと公開しています。

なぜ出しているかというと、皆さん、これをちゃんと見なさいよということです。このワクチンを打ったらどうなるか、皆さん、考えてください。だって、ワクチン接種群とプラセボ接種群を比較すると、ワクチン接種群は発熱が17倍、筋肉痛とか悪寒も数倍です。

しかも、このデータの見どころは、このときにワクチン接種を2回やっているんだけど、「2回目接種から1週間目までにリタイアした人は除外しました」と書いてあって、除外した人が、実は7パーセントぐらいいるんですよ。全体で4万人のうち3000人が途中でリタイアした。なぜリタイアするのか。続けられない理由があったということじゃないですか。だって、ものすごい報酬が支払われるんですよ。学生が時々治験のバイトに行ったりするんだけど、ものすごい額をもらえる。ワクチンの治験ものすごい額をもらえるはずなのに、途中でリタイアするなんて、よほどの理由があるでしょう。３０００人リタイアして、そのうちの何人かはたぶん亡くなっていると思うのよ。

さっき日本国民全体で超過死亡数が０・３パーセントで17万人と言ったでしょう。じゃ、３０００人の０・３％は何人ですか。９人ぐらいですね。ほとんど誤差の範囲です。リタイアした３０００人は別に顔見知りじゃないし、普通に死んだって、何のせいで死んだか、その人もわからないし、治験に参加しているお医者さんだってわからない。途中で来なくなっても、おそらくどうして来なくなったのかという理由までは、一々調査しない。９人死んだ、そんなの知らないわという感じで、わからない。

４万人の治験をやって９人死にました。これが大きなものか小さいものか、誰も評価できないし、わからないし、実際、闇の中です。日本国民１億人に打ったらどうなるか。結果、17万人じゃないですか。治験というのはそういうものなんですよ。４万人という規模でやって誤差の範囲の人しか亡くなってなくても、１

億人の人にやったら17万人です。単純計算なので、こんなことは最初からわかっているんです。未知のワクチンを一気に国民全員に打ちましょう。何十万人死んだって、何の不思議もない。計算の上では、そうなるんです。実際にそうかどうかは別としてね。

普通はこんなことはしないんです。用心して、少しずつやります。人の命がかかっているのだから、当然です。慎重にやらなければいけないという論理が成り立つはずなんだけど、実際はそういう危ないことをやっているわけです。

じゃあ、コロナのもとはどうだったのかというと、ウイルスがいるんですかという話になる。これをちょっと調べたら、法律の文面からしておかしい。ウイルスがなければワクチンなんて要らないじゃないですか。何兆円も使って、その結果、十何万人も亡くなった。これは何ですかという話でしょう。

法律の文面をチェックするだけで、すぐわかる。ワクチンの承認書類が今でもインターネットで出ているぐらいだから、ちょっとチェックして電卓をはじいたら、どれぐらい犠牲者が出るかわかるじゃないですか。その程度のことでこんな

ことが起こっている。書類の上だけでわかるのだから、やってみなきゃわからな

いことじゃないでしょうという話です。

そういう意味では、書類をちゃんとチェックして、それを解釈して伝える仕組

みが必要だと思うけれども、それは誰に責任があるのだろうか。この法律の文面

は、万一のためにというか、あくまで仮定のものにすぎないというふうに書かれ

ているんですね。ここに書かれている「人に対して伝染性が確認されたもの」な

んというものがあるはずもないし、あったとしても証明のしようもない。もしあ

ったとしたら、それは今までなかったような感染症がボコボコ起こっているとい

うか、そんなものがなければおかしい、だから、これはあったら困るから書いて

あるだけだろう、と。実質的には、法律に書かれた新型コロナは無いんでしょう

というのが、私は正しいと思う。

もし無いのだったら、ワクチンもマスクも要らないじゃないですかという話に

本当はなる。この辺は、日本の国をリードする人たちが知ってってなければならない

と思う。ある意味で、それを広く発信してくれる人たちに伝えるということかも

154

しれない。現状を見たら、そういう人たちですら、法律の文面の意味とか、ワクチンの有害事象のデータが既に出ているということも、ひょっとしてご存知ではないんじゃないかと思うんです。

でも、それも解釈が難しいですね。今まで訴訟か調停かとか、裁判所を使って法律的に解決しようと思ったかもしれないけど、それは裁判所が扱う問題ではないと言って逃げたりするし、訴えられたほうも、これは法律に違反していることではなくて、やり方が違うんじゃないですか、私は法律をちゃんと守っているし、法律に従っていないつもりは毛頭ございませんと言われたら、あ、そうですかとなる。守ってないじゃないかと言っても、向こうが守っていると言ったら、お互いに対立するじゃないですか。対立していますと裁判所に訴えても、裁判所が扱う問題ではないと言われたら、解決しようがない。だから、法律の問題だから必ずしも裁判所というわけではないんです。

じゃあ、どこがあるか。普通に考えたら、この次は、本来は法律を守って感染症対策をしなきゃいけないお役所の人、行政の人、議員さん、あとは、法律の意味を知ってもらうべき立場の国民の皆さん、全員というわけではないけれど、リードする人たちに、この法律の意味をどういうふうに伝えますかということになる。そういうことを考えていかないと、この問題は解決しないのではないかと思います。

だから、法律の問題だから裁判というワンパターンでは必ずしもないということかな。

**竹中**　自分の場合、いきなり訴訟というのはできなくて、最初に行ったのは市役所の健康福祉部門とかで、今回のコロナ騒動について担当者がどういう認識なのかなと。

**大橋**　そのときの話を聞かせてくれるかな。どんな対応だったのか。

## この問題を裁判で解決しようと最初に言ってくれた池田としえ議員

**大橋**　そもそもこういう問題を裁判で解決しようと言ったのは東京日野市の池田としえ議員なんです。最初はワクチン承認取消訴訟を起こしたことがきっかけになって、法律をよく見てみましょうとなったときに、新型コロナの病原体の名前がおかしいねということに気づいたんですね。これは何なのかと考えたら、今、ＰＣＲ検査をやっているＳＡＲＳ－ＣｏＶ－２とは、似ているけど違う。これは何かあるぞということだね。

――今、２０２１年にさかのぼっています。

**大橋**　そこから、法律というのが使えるのではないか。皆さん、そもそも法律の解釈を間違えていませんか。その話は、実はワクチン承認取消訴訟のころから言っていたんですよ。だけど、それはちょっと別の問題があって、その話はちょっと置いておこうということで、そのときはそれはできなかったんです。

でも、何となくの勘として、恐らくそこしか道はないんじゃないかと思って、ずっとそれで来ています。ある意味、そこが一番の大前提なので、そこから行きましょう。

この活動の一番最初のきっかけは、子宮頸ガンワクチンの被害者救済に当たっておられる池田としえ議員が、こういう問題の解決は裁判によらないとほかに方法がないと、しきりに言われていて、じゃあ、どういうことが裁判にできるのかということを一緒に考えていたんです。

そうしたら、とりあえずこういう問題を扱ってくれる弁護士さんを探してみようということになって、池田としえさんが随分骨を折って探してくださったんですね。なかなか見つからなかったけど、京都のある弁護士さんが引き受けてくださることになったんです。

その弁護士さんは、非常に熱心にこの問題に取り組んでみたいと決意をされていて、じゃあ、この裁判は具体的にどんなことをするんですかと聞いたら、ある意味、私の人生を賭けるという意気込みで、ワクチン承認取消しという大きな看板を掲げたいということで、ワクチン承認取消しという非常にハードルの高いところに目標を持ってこられたんですね。

どういう建てつけで裁判を起こすのかと聞いたら、彼が、「私が全部アイデアを考えます」ということでした。ワクチン承認取消訴訟の訴状の建てつけは、その弁護士さんが考えられて、私は、例えばＰＣＲ検査のところでどういう問題があるのかということをそこに入れて、訴状ができ上がりました。

さらに私が気づいたのは、この新型コロナウイルス感染症は、法律でこんな名前がつけられていますが、これは今ＰＣＲ検査を行っているＳＡＲＳ－ＣｏＶ－2という遺伝子と似ているようで全く違うものではないのかということを弁護士さんに言ったんです。そうしたら、それはそうだけど、とりあえずこの訴訟の流れとして、それはちょっと置いておこうということになって、結局は訴状の中には入れなかったんですね。

ならば、この法律に書かれた新型コロナウイルス感染症という名前について、これによって新たな裁判が起こせるのではないかと。すなわち、今、ＰＣＲ検査としてやっているＳＡＲＳ－ＣｏＶ－2というのは、この法律に書かれた病原体の名称と違うから、ＰＣＲ検査は、この法律に書かれた病原体の検査には使えないはずである。使ってはならない病原体のＰＣＲ検査の結果を知事が厚生労働大臣に報告するから、このように感染者がたくさん出てくるんだと。こういう裁判を弁護士を使わずに起こしてみたのが最初なんです。

ところが、これに関して、もっとワクチンのことについて何とかならないだろうかと言う人たちも仲間の中にいて、じゃ、感染症法に書かれた病原体の名前が違うことについてワクチンで裁判を起こせないかということで、今度はワクチンについての裁判を起こしたんです。

こういうことをきっかけにしていたんですが、これは知事を相手にするから、全国で同じことをしないとダメだろうということで、もうちょっと全国の皆さんに声をかけてやっていこうということになったんですね。

そんな中で、オリエンテーションという形で、全国の皆さん、もっと声を上げませんかということで、池田としえ議員のネットワークを使って発信したら、今の人たちが結構たくさん集まってくれたんですね。この中で丈幻さんという方がリーダー役を買ってくださって、大体今のような形ができて、その中に丈寛君とか優太君も入ってきてやってくれたということです。こんなところが全体的な流れになっています。

その中でいろんな裁判のアイデアが出てきて、いろいろ出してみようという中で、最初は、調停という裁判所を使ったお話し合いもやってみようということになって、丈寛君と優太君が、文部科学大臣あるいは県の教育委員会等を相手に調停をやりました。

そういう流れの中で、いろんな年代の方、いろんな職業の方に参加していただいて、若い人たちと、ある程度年代のいった社会的経験のある人が一緒になって、1つの目標に向かっていく学習グループができたかなと思うんです。若い人が目標を持って何かのプロジェクトをやっていくことの意味を理解することによって、社会活動、市民運動のあり方を勉強する機会にもなるだろう。

優太君も、私の大学の卒業生ということで参加してくれたということもあるかもしれないけれども、大学の理念というか、専門分野にとらわれない市民活動とはどういうものなのかということも総合科学部の研究テーマの1つではあったので、それを実践してくれる卒業生が出たということで、そういう意味では大学の存在意義も非常にあったかなと考えているわけです。

## 事実上は強制されたワクチン

**大橋**　じゃあ、丈寛君から、高校生活の中で、これに関係して何か思い当たることがあれば話してほしい。

**鳥居（丈）**　これだけワクチンがヤバイ、ヤバイと騒がれていて、ワクチンを打ってしまった例や打たなかった例や、被害者の例を出させていただきます。

まず1つ目は、友達が何日間か学校に来なかったので、何でかなと思ったら、扁桃腺を切る手術をしていたんです。僕、よくよく考えてみたらワクチン被害だと思って、その子に「ワクチンを打ったの？」と聞いたら、やはり打っていたので、ワクチンとのつながりもあるんだなあという1つの例です。

あと、手首に半月ぐらい続くレーズンぐらいの大きさの変なイボができているコもいて、今、これはヤバイなというワクチン被害が学校の中で出てきています。もう1つは、僕は途中で部活をやめてしまったんですけど、全国大会まで行くようなレベルの部だったので、続けていたコが全国3位になったんですよ。その大会は勝つとキルギスに行けるんですが、1位と2位のどちらかが辞退したんです。その2人がワクチンを打ったかどうかはわからないんですが、3位のコが繰り上がって、キルギスに行くために仕方なくワクチンを打ってしまったんですね。

あと、担任に関しては、マスクのことで親がめちゃくちゃ言われていたらしくて、話し合いになったときに、親は、よく調べて、次はワクチンの接種勧奨が来るから絶対に打たないほうがいいということを言っていたんですが、この間、三者面談があって、久しぶりに親と担任が話したときに、親が担任に「ワクチンは打ったんですか」と聞いたら、「打ってません」ということでした。

高校に入学したときからですから、コロナの生活が3年になってしまいましたが、僕の中ではあっという間でしたね。

**大橋**　若い人たちがやむを得ずワクチンを打たざるを得ないということが、特に医療系の大学ではよく起こっているんですね。医療系の学部では、自分の大学だけでは研修生を受け入れ切れないので、外の病院で研修を受けさせてもらうというふうにしているんです。その中で特に看護系の学生なんかは、受け入れ先の病院がワクチン接種を条件に研修生を受け入れるということがあって、本当はワクチンを受けたくないんだけど、研修を受けないと単位をもらえないので卒業にも響いてくるから、泣く泣くワクチンを受けたという事例が結構あるんですね。

本人の意思で受けるワクチンであるはずなのに、研修先の問題、あるいは卒業した看護学生の中には、病院の中で既にワクチンは当たり前として、何日があなたの番ですよというスケジュールが全部つくられていて、そこから逃れることができない。4回目接種も逃げることができなかったんだけど、これがいつまで続くかわからないので、私はもう病院をやめましたと言って、私の家を訪ねてきたという事例もありました。

そういう意味では、ワクチンの任意性がないがしろにされて、いろんな立場を利用して半ば強制的に行われているのが実態ではないか。任意であるから、この問題は本人の意思で行われているということで、行政の責任、あるいは認可した厚労省の問題とかが問われず、あくまで国民に対するサービスでワクチンの輸入と臨時の無料接種をやっているという位置づけだと思うんですが、事実上はワクチンの強制が行われているというのが現実ではないかと思いますね。

優太君の職場では、こういうことで何か思い当たることとか関係することはありますか。

**竹中**　ワクチンもそうですけど、その前段階としてPCR検査とかも、自分の職場の場合、陽性者が1人出たら、ほかの人ももしかしたら感染しているかもしれないという説明をされて、同じグループの人は念のためにPCR検査を受けてくださいという話がありましたね。それで、陽性になったら、しばらく勤務先に出勤しないで自宅でリモートワークするか、もしくは休みになるか、そんな話でしたね。

マスコミの動きと一緒で、日ごろから積極的にワクチンを接種しましょうという接種勧奨というか、上からの圧力はすごく感じました。基本的に年齢の高い人から接種していっていたと思うので、先輩とか上司に当たる人から徐々にワクチン接種して、若手社員という流れだったとは思うんですね。自分が所属している部門は、自分より年上の人がほとんどだったので、気づいたら、あっという間に自分以外の人はワクチン接種しているみたいな状況に陥ってました。

**大橋**、ワクチンの被害の関係について、今はイボというか帯状疱疹というのかちょっとわからないけど、そういう問題がありますが、ワクチン後遺症のことについて知っていることはありますか。

**鳥居（文）** 季節の変わり目は、本当に人が休みがちになったかなというのを肌感覚で感じます。それはたぶんワクチンのせいではないか。

あと、高校1年生のときに、1学期に、ワクチン接種が始まったらすぐに打ちに行くと言っていた社会科の先生がいたんですけど、2学期の途中で学校に来なくなったんです。これは断定はできないんですが、僕の中では、たぶんワクチンのせいじゃないかなというのはありますね。

## ターボガンとワクチンの関係

**大橋**　そのほか、ワクチン後遺症で、あなたが気になっている問題とかありますか。

**鳥居（文）**　1つとしては、ターボガンですね。

**大橋**　ある国会議員が、自分が悪性リンパ腫を発症したのはワクチン接種が原因じゃないかと発言されていますが、ガンが、どうもこのワクチンによって引き金になるのではないかというような話がありますね。

ガンとワクチンがどう関係するのかという疑問が出てくると思うんですが、そもそも免疫系をイレギュラーな状態に持っていくのがワクチンの目的なんですね。抗体というのは、免疫を異常にしないとつくり出せない。だから、免疫が異常になって当たり前なんです。

ガンというのをどういうふうに捉えるかという問題がありますけれども、ガンは免疫系によってコントロールされている1つの細胞性の病変なんです。免疫系が異常な方向に引っ張られるということは、ガンというものの状態を急速に変える可能性があって、そういう意味では、このワクチンが、ターボガンと言われているガンの急速な変化に影響があっても何の不思議もないし、むしろワクチンというのはそういうものなんです。

抗体をつくり出すのはいいことだと思われるかもしれないけど、これは異常な抗体をつくっているんですよ。しかも、無理やりリンパ系を刺激しないと抗体をつくれない。すると、どうなりますか。普通ならば分裂しなくてよいものを分裂させるような仕組みを入れないと、こういうことが起こらないわけですから、体内の細胞分裂が急速に高まる、あるいは、急速に固まってしまうというか、異常な状態に細胞の分化、つまり、異常な役割の細胞に変わっていくということです。そのときに細胞が増えるんです。そもそもワクチンの目的がそういうところにあるということですから、ターボガンというようなことが起こっても、何の不思議もないのです。

## 遺伝子ワクチンがガンを誘発するのか

**大橋**　もう１つ話題になっているのは、ＳＶ40というガンを誘発するような遺伝子がこのワクチンの中に入っていたということを分析して、海外の事例で、それがガンの引き金になっているのではないかという話があります。遺伝子を体内に入れて増やす仕組みというか、タンパク質に翻訳させることを推進するという仕組みのところで、どうしても発ガン性遺伝子というものは入るんですよ。というか、これを入れなければ、なかなかこういうものはつくりにくいので、むしろ積極的に入れるものなんです。

今のｍ－ＲＮＡワクチンを調べていくと、その本体にガン関係の遺伝子が既に入っているんです。ＳＶ40の遺伝子が紛れ込んだのではなくて、本体の中に入っている。そうしないと、タンパク質なんてつくられないし、これに対する抗体もつくられない。遺伝子ワクチンというのは、そういうものなんですよ。

SV40の混入に関しては、DNAからRNAに逆翻訳するんですね。そのときに、一応もとのDNAのプラスミドは除くけれども、どうしても原料の持ち越しの混入が避けられません。もしかしたら、混入量が規定よりも多かったということではないかと思うんだけど、混入は必ず起こり得ることで、絶対にゼロにはできないし、全部チェックして除くことも恐らく難しいと思います。だから、そういうものであるということを、まず理解してないといけない。発ガン性の遺伝子が入ってくることは、想定の範囲であるということです。一定量以下という基準があるかもしれないので、チェックして減らすことはできても、どうしても混入は避けられないだろうと思います。

しかし、いずれにしても、タンパク質を入れて抗体をつくるという目的だから、本体にガン遺伝子を入れておくというのは、それなりの理由があるわけです。そもそもこういう仕組みで抗体をつくろうという発想自体に問題がある。危険です。

皆さん、不思議に思いませんか。抗体をつくるのだったらタンパク質を入れればいいんです。遺伝子を入れる必要はない。酵母を使う、あるいは昆虫や蛾の細胞を使う、こういう方法を使って、体外でタンパク質を作ってから、そのタンパク質をワクチンとして使うのであれば、少なくともこういう問題は起こらないはずです。

遺伝子をそのまま入れるというのだから、そのためには遺伝子が細胞の中に入る仕組みが必要だし、相当頑張らないとタンパク質はつくれないので、そこにガン遺伝子を入れておくんです。それでタンパク質をつくって、抗体をつくろうとしている。こんなもので抗体をつくって、これで感染防御の免疫を誘導しようという発想に基本的に無理があると思います。

それを、ほとんど実績のない状態で使おうというのだから、何が起こっても不思議でない。これは最初からわかっていることですよ。それを1億人に打ったらどうなりますか。ものすごいことが起こっても何の不思議もない。この時点でおかしいということに気づかないといけないのです。

私の考えるところでは、おかしいということに国民の皆さん、気づくでしょう。こういうふうになっているような気がしないでもないんです。そもそもおかし過ぎることを堂々と発表してやっている。何で皆さん気づかないんですか。遺伝子配列のデータも、有害事象も全部出しているので、調べたらわかるでしょう。そう言われたらどうしますか。あなたが選んでやったんでしょうと言われても不思議ではない。決して隠してないんですよ。そういう意味では、これはあくまで試作品であるということも最初からわかっているはずです。

## 自分の命は自分で責任を持って管理するしかない

**大橋**　そういうことも含めて国民は、自分の命は自分でしっかり管理しなさいということを言っているような気がしないでもないんですよ。情報を自分で収集しなかったあなたに責任がないですか、政府がやれとはどこにも言ってないと言われたら、そうなんですよ。自分の命は自分で責任を持って管理するしかない。政府が管理してくれるわけはないんです。

政府がだまして打たせたら、それは問題です。だけど、最終的にはあなたの決断で打つことになっているんです。同意書にいろんな注意事項がちゃんと書いてあって、あなたそれにサインしたでしょうと言われたら、確かにサインして同意しましたと。サインの抗力は、ある意味、絶大なんですよ。仕組みとしては、一応そうなっているように思うんです。

ただ、情報を入手するに当たって、もし放送局が意図的に間違った情報を出しているとしたら、これは問題だと私は思います。放送局は誰のためにあるんですか。例えばスポンサー企業がお金を出しているとしたら、その放送局はスポンサー企業のためにあると言ってもいい。でも、皆様の受信料で賄われている放送局だとしたら、国民のためにあるはずだから、国民のための情報を出さなきゃおかしいんじゃないでしょうか。同じ放送局でも、意義が全く違います。

物事の考え方はいろいろあるかもしれないけれども、それぞれの組織は誰のためにあるのかということから考えると、今後のメディアのあり方を国民全体で考えていかなきゃいけないし、私たちは漫然とサービスを受けているのではなくて、これはおかしいねということを市民の側からもっと発信していかなきゃならないんだと思います。

メディアに関しては、皆さん、どうですか。

**鳥居（丈）** お金を取って運営している限りは、正しい情報を流してもらいたいですね。

**竹中** 都合のいい報道が多いというか、フラットな報道がないというか、偏向的な報道に、今回のコロナ騒動を通じて非常に直面したと思いました。正直言って、それまでは自分はそんなに気づいてなかったですね。

## 医療は誰のためにあるのか

**大橋**　もう1つは医療の問題があると思うんです。医療は誰のためにあるんでしょうか。実はそれも大きな問題を投げかけていると思うんですね。今までは、今の医療体制に、ある意味、満足している人が多いような気がします。これはなぜかというと、ほかの国と比べて日本が比較的恵まれているのは、国民皆保険制度によって、誰でも安い費用で医療が受けられる安心な国である。医療を受けるときに保険によってカバーされる部分が多くて、しかも高額医療はさらに別にカバーする制度もある。

それから、定期接種のように、国が無料でサポートしてくれる制度もある。今回の臨時接種も無料です。無料でワクチンが受けられる。これで安心ですということがあったと思います。

実はこういうことが問題を気づかせにくくしているのではないかという気がするんです。今回のワクチンにしても、1回1万円ですよと言ったら、果たして1万円払って打つだけの意味があるだろうかと考えるじゃないですか。でも、タダですよと言われたら、それなら受けておかなきゃ損だなということになりませんか。

**鳥居（丈）** 同じ高校にも、タダだから打ちに行くという人はいました。
**大橋** タダだけではなくてクーポンか何かもらえるところもあるそうだけどね。医療も、安いから、とりあえず病院に行こうかということになっていないだろうか。そういう意味で、医療のあり方について基本的に考え直さなきゃいけないきっかけをつくってくれたんじゃないかと思うんですが、どうですか。
**鳥居（丈）** コロナは、気づくきっかけというか、より深く物事を考えるきっかけをくれたのかなというのはありますね。
**竹中** コロナ騒動を通じて、自分でもっと考えて行動していく必要があるんだなと、現実世界で直面したということですね。

## 鳥居丈寛君と竹中優太君は、これからどういう活動をしたいか

**大橋** 最後に、これからこういう活動をしたいという抱負があったら聞かせてほ

しいな。

**鳥居（文）**　今は人がすごく死んでしまっているので、市民が動けるところは動いて、市民が一番強いということを実行できればなというのはありますね。

**竹中**　直近のところで言うと、今までそんなに関心を持って法律を見ていなかったなということに今回の騒動で直面したので、法律的な部分について、まず自分の周りから少しでも知ってほしいなと思っています。そのために自分ができることとは何だろうと考えたときに、勉強会なのか、セミナーなのか、形はまだわからないですけれども、地道な草の根活動とか市民運動みたいな形で身近なところから伝えていく、広めていくというところにもう少し力を入れていきたいなと考えています。

**大橋**　いろんな市民の方がこういう活動に参加していただいていますが、いろんな活動がずっと続いているのは、あなたたちのように若い人が参加して、そして、この問題に真剣に取り組んでいる姿を見て、若い人がこんなに一生懸命やっている、私たちは彼らをどのように応援できるんだろうか、サポートをどうしていったらいいのだろうかということを真剣に考えている人が多いからだと思うんです。

若い人がこれからの日本を支えていくわけだから、彼らに成長してもらって、日本がよくなってほしいと思っている人が多いと思う。だから、あなたたちのやりたいことというか、これからするべきことをみんなで考えていくんだけど、この話は若い人が中心にならないと、どうしてもまとまっていかないんですね。これだけ多くの人が今まで一緒になってやってこれたのは、若い人たちが頑張っていることが非常に支えになっているからだと思うので、ぜひこれからもこの活動を発展させて、問題の解決に向かっていってほしい。

問題を解決するにはどうしたら良いか。問題があるから、問題解決することを考えて行動しなければならないわけです。常にそうなんだけど、課題を発見したら、どうしたら解決できるだろうか。これがある意味、一番の勉強なんです。学校の勉強みたいに、先生の板書をノートに書くだけではなくて、実際に社会の問題に接して、どのようにして解決していったらいいのかということを学んでいく。いろんな人と協力関係を築いていって、どうしたらそれを発展させていくことができるのかということを実践しながら学んでいく。これが一番大事だろうと思うわけですよ。

そういう意味では、若い人たちの活躍というのが、この活動の要に位置していると私は思っているので、ぜひこれからも皆さんと一緒に頑張っていきましょう。

## 知らないうちに利用されてしまう

**鳥居（丈）**　知らず知らずのうちに犯罪に加担している高校生が出てきているという現状があるんですよ。
**大橋**　犯罪というのは、どういうことかな。
**鳥居（丈）**　ワクチン会場で会場の椅子を並べるアルバイトをしたり……。
**大橋**　そういう問題は、犯罪に加担しているというよりは、利用されている。加担というのは、悪いことと知りながらやっている。だけど、知らずに利用されている例はたくさんある。

例えば、夢を持って医療系の学部とか遺伝子工学の専門課程に進んだのに、今、結果としてそういうところに巻き込まれている学生がいっぱいいるんじゃないか。これが一番の問題かなと思っているんですよ。

実は、今まで遺伝子工学の学生さんは就職先がなかったんです。2000年代のころは、ベンチャービジネスとして大企業が遺伝子工学的な分野で新たな産業開発をしたいということで、就職先が随分あったんですが、その後の経済的な不況の中で、そういうゆとりがなくなって、とりあえず成果が出るわけでもないし、生産性がすぐに出てくるわけでもないものを会社に置いておくわけにもいかなくなった。

そういうことで、卒業しても就職先がない中で、PCR検査ということで遺伝子工学関係の就職先がブワーッと出てきた。そういうときに、遺伝子工学系の学生が、PCRは問題だと言えるだろうか。非常に微妙な問題に巻き込まれてしまって、せっかく自分たちが専門を生かして社会のために貢献できると思ったら、実はとんでもない方向に利用されていたのではないかというふうな思いに駆られている人が結構いるのではないかと思うんですよ。

これとよく似た話で、かつて原子核工学という分野があって、これは大学の中で一番難しい学科だったけれども、当時は原子力が日本の未来を切り開くという時代だったので、一番優秀な学生が集まったんです。ところが、原子核工学の専門に入って母校の大学に就職してやっていく中で、果たして原子核工学が世の中のためになっているんだろうか、実は反対のことをしているんじゃないだろうかということに気づいたグループがあって、突如、原子核の原子力利用に関して、これはおかしいという声を上げ始めたんです。それでもって彼らはあまり出世もできなかったんだけど、実はそういう人たちの声が非常に重要なんです。

世の中というのはわからないもので、夢を持って勉強に励んだけど、自分たちの勉強が果たして世の中のために使われているだろうか、実際は逆で、利用されていたんじゃないか。そういうことに気づいて反対の声を上げ始めるということは、よくあるんですよ。そういう人たちに限って社会からはあまり評価されないけれども、今でも頑張っていらっしゃいます。

ガンの分野でも、そうです。今のガンの医療はおかしいと言って声を上げ始めた慶應大学の先生がいます。あの大学でそんなことを言ったら、恐らく大変な圧力があって、非常に苦労されたと思うけれども、そういう方の努力があったからこそ、今のガン医療はおかしいんじゃないかと言っても、圧力はあるにせよ、今はそんなに大きくはない。それはその先生の功績だと思うのね。

今回の感染症も、そうです。今は、コロナなんてあるの？　とか、感染症対策はおかしいとか、ワクチンはおかしいねとか言ったら、非難の声を浴びるかもしれません。でも、これだって、必ず評価される時代がやがて来ると私は信じているし、みんなも自分の信じた道を進んでいってほしいと思うんです。

だから、丈寛君が加担していると考えている人も、実は単に利用されているだけで、そういう人たちは、いつの日にか、やはり自分の進むべき道はこっちだと気づいて、進むべき方向に進んでくれると思う。だから、それは今の時点ではあまり気にしなくていいと思いますよ。

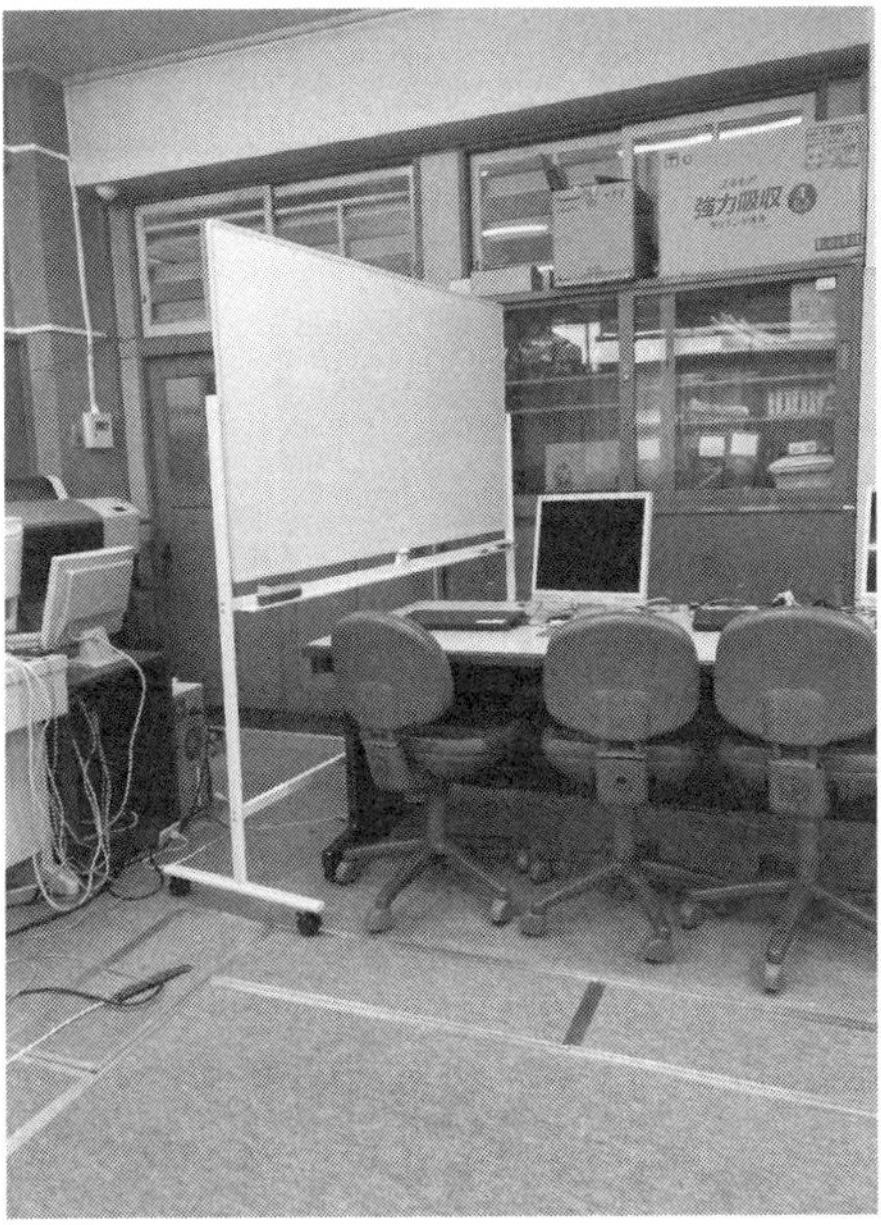


自習室という名の隔離部屋　廊下を通る他の生徒たちが見えないようにするために遮蔽板が置かれている。隔離された生徒には、教員がトイレまで付きそい監視を続ける（コロナ禍でのある学校内）。

**鳥居（丈）**　それから、高校ではマスク着用に疑問を持つ生徒に対して、生活指導という名目により授業に出ることを禁じて、自主学習という隔離状態にすることも行われています。

**大橋**　似たような話として、他県のある公立学校において、マスク着用に疑問を持つ先生に対しても、学級担任を外す、授業を担当させない、などという事態も起きています。生徒だけでなく、先生方も政府依存症のようになっていますね。

**鳥居（丈）**　こういう政府依存症の社会から、一人ひとりが自分の考えで行動することが当たり前の自律型社会をつくるために、将来は自然と農業に関わる仕事をしたいと考えています。

## 知事と調停を始めた理由

――ひとつ教えてください。県知事との調停というのはどういったものでしょうか。

**大橋**　調停というのは、普通は簡易裁判所を使って裁判を起こすんだけど、裁判ではなく本人同士の話し合いが前提なんです。話し合いに応じるか応じないかはありますが、調停では裁判官と調停員が立ち会います。その人たちは声を出すのではなくて、話し合いのサポートをするだけなんですね。そこで解決すれば、それでよしという形です。裁判だと、いきなりあなたの責任ですよと言って、ある意味、ケンカですが、調停は前提が話し合いなんです。

──県知事との調停は何回かやっているんですか。

**大橋**　調停はやるんだけど、向こうがそんな話し合いには応じませんという形で、一度も話し合いが成立したことはないんです。

──応じた場合、県知事が「わかりました」と言ったら、その条例が変わるんですか。

**大橋**　条例が変わるというよりは、もし話し合いが成立したとしたら、知事が違法行為をしてましたということになるので、決して知事が来ることはないんですよ。「違法ですね。話し合いをしましょう」と言っているんですから。

――では、今やっていることは、そういう運動を通して世間にこの問題のおかしさを知らせることが目的ということですか。

**大橋** 目的は、知事に「あなたは違法行為をしてますね」と伝えることなんです。我々が知事に会おうとしても会ってくれませんが、裁判所から調停の書類が来たら、何ぼ何でも知事は目を通して、何でこんなものが来ているのかというふうになるでしょう。今までは、そういう書類ですら、なかなか知事に届ける方法がなかったんです。だから、調停というのは、そういう書類を知事に届けて見てもらうことが目的なんです。これは500円かかるんですが、500円で知事が目を通すなら安いものじゃないかということで調停を始めたんです。

――それを全国でやっているということですか。

**大橋** 全国まではいってないけど、かなりの県でやりました。

**鳥居（丈）** デモやチラシよりも、法律だから、履歴に残るというか……。

**大橋** これは物の考え方で、デモやチラシというのは、市民活動としては、ある意味、いろんな人とかかわれるし、路上を歩く中、あるいは路地に入る中で、人との交流があるじゃないですか。こういう裁判系のものは、裁判所に書類を出すことになったりするので、市民と直接のかかわりが薄くなります。だから、一長一短で、足跡を残すことにどういう意味があるか、そんなことじゃなくてもっと裸足になって住民とかかわって新たな人とのつながりに意義を見出すか、価値観の問題です。だから、絶対的にこっちがいい、あっちがいいという問題ではないと思います。

**ゲストA**　何が一番効果的か、やってみなきゃわからない中で、いろいろやってきて、僕らはこれがたぶん効果的なんじゃないかと思っているだけで、何が合っているか、答えはまだわからないですね。

**ゲストB**　それぞれが自分にあったことをしていく。

**ゲストC**　世の中ではデモをやったりチラシを配られている方が圧倒的に多くいますが、大橋先生がおっしゃっているような活動は、ほとんどの方がやっていなくて、我々のグループだけというのははっきりしています。ハードルが高く思えてしまって、皆さん、入ってこないけれども、僕らがオープンチャットとかメールで呼びかけることで、徐々に増えていって、集まってきています。

## 勘違いさせる仕掛けがあった

**大橋**　何が一番重要なポイントかと言うと、まず、本当のことは何だろうかということに迫る。本当のことがわからないと、解決方法は見えてこない。だから、真実を知りたいということが一番の目的です。

法律に迫っていくと、この法律がつくられた意図がわかってきます。決して法律が間違っているわけでもない。法律はこういう意図でつくられている。SARS－CoV－2がニュースで流れた。これらは恐らく政治的な意図でつくられているんだけど、勘違いするような仕掛けがあって、この騒動が起こる。

こうなってくると、法律が悪いわけでもない。法律をつくる人が悪いわけでもない。感染症対策をしている人が必ずしも悪いわけでもない。でも、こういうことが起こる。これがポイントです。非常によくつくられている仕組みなんだけど、決して誰かが悪いとか、誰の責任だという話ではない。仮に厚生労働省がウソをついているとか人をだましているとかだったら、ばれたら責任者は大変なことになるでしょう。でも、そういうふうにはなってない。誰が責任者かよくわからないし、必ずたらい回しにされるようになっている。この仕組みは随分計画されて、法律も、一つひとつの文面が非常によくできていて、これを見破るのは結構大変です。

でも、裁判とか調停とかやってきたから、その仕組みがわかって、じゃあ、この解決策はどうですかというように、今は試行錯誤をしているんです。仕組んだ仕組みがあれば、解決する仕組みもあるので、どういうふうにやっていくか、あとはトライ・アンド・エラーなんです。そういう意味で、今着目すべきはメディアかなとか、作戦はいろいろあると思うけどね。

やはり大衆運動が広がらないといけなくて、しかも、多くの人が納得して、問題点を共有できるということが必要かなと思う。あまり法律の細かい文面があぁだこうだと言うと、皆さんが理解するのは難しいので、もっと単純化して、問題点をできるだけ多くの人が共感できるように持っていく必要があるだろう。

そういう意味では、今はメディアの問題とか、ジャーナリズムの問題が重要かなという気がしています。これだけジャーナリズムの問題がかかわっているということについては、今までの私たちの感覚としては、確かにちょっとおかしい面があるにせよ、ジャーナリズムというのは、ある意味、民主主義の大きなツールとしてのメディアというふうに考えていたけれども、実はそうではなかったということじゃないかと思うんです。

そうすると、これからのメディアのあり方を根本的に見直さなきゃいけないだろうし、そこから手をつけないと日本は変わらないんじゃないかと思う。そこができなければ、本質的には何も変わらないでしょう。逆に、そこが変われば一気に変わると思いませんか。だとすると、そういうアプローチが一番のポイントかなとも思えてくるでしょう。今までそこはあまり考えてこなかったけれど、よくよく考えたら、一番の問題であり、意図してやっているというのが一番明確なのはその辺かなと思います。ただ利用されているだけという場合もあるかもしれないけど、問題は、意図的にやっているところはどこかということじゃないかな。利用されているだけの人を、おまえ、責任者だろうと言うのも問題だから、そこは矛先もちょっと考え直して、活動のやり方も、試行錯誤なんだけど、ちょっとずつ考えていく。そうすると、今後進むべき方向性が見えてくるのではないかと思うのね。

**鳥居（丈）**　その人に責任があるという言い方もよくないし、活動の手段を教えてあげるという意味で訴訟や調停が考えられます。

**大橋**　手段はいろいろあると思うんだけど、あくまで手段だから、１つの手段として考えておいていいんだけど、全体の枠組みとしてそれをどう位置づけるか。

重要なことは、たくさんの人に賛同してもらうということじゃないかと思うのよ。そのためには、あまりかたい話をしていても難しいかなという気がしますね。どうすればみんながついてきてくれるか。ある意味、これは一番難しいんだけどね。でも、その方向を考えないと、やはり難しいだろう。

政治家なんて、まさにそうでしょう。みんながついてこなければ、幾ら立派なことを言ってもダメなんです。だから、あの人たちも、結構いろいろ苦労しているると思う。政治家というのは、信念を貫く必要もあるし、大衆についてきてもらわないと、そもそも自分の立場がなくなる。そういう意味で、似たような問題をずっと抱えていらっしゃると思うので、その辺の方々の後ろ姿を見ながら、どうやったら大衆がついてきてくれるんだろうかということも考えなきゃいけないかなという気がしますね。

ということで、終わりたいと思います。

# 第3部

# 市民訴訟で見えてきた日本の真実と希望

# 総合科学が必要な時代　竹中優太

「物事を俯瞰的に見る。」これは、物事を解明する上で、自分の視線よりも、高い位置から眺めると、物事の本当の姿が見えてくるという意味の原理を語った言葉である。鳥のように空の上から眺めると、世の中で起こっていることが包括的に捉えることが出来るということである。

これとは反対に、物事を細かく細分化していくと、きっとすべての物事が明らかになるという考え方が、要素還元論というギリシア時代のタレスの考え方である。

本当の姿を知るには、この両面から進めていく必要がある。常に両面から見るという視点を忘れると、片方からの視点から見ることが常識化してしまうことになりかねない。

「総合的に」とは、細分化しては物事が見えないということから作られた言葉である。科学は、物事を細かくして調べるという手法であるということが常識になりつつある。

しかしながら、物事を細分化すると、どんどんと細分化の方向に向けられてしまう。細分化して物事を見ることが正しい科学の手法であると思いこんでしまうわけである。そうすると、二度と元のポジションに戻ってこられなくなってしまう。人間は一度正しい方向に進んでいると思い込むと、その方向に進むことをやめられなくなってしまうのである。

「科学は、物事を細分化する学問であることを信じて疑わない」という人がほとんどである。しかし、本当は物事を細分化するのではなく、全体的に見るということが必要だという考えがなければ、物事は細分化されていき、その先には人間社会が見えないという暗闇に到達するのである。これでは、「一体何のために科学があるのか、わからなくなってしまう」という状態ではないだろうか。

昨今、私たちには、総合科学が必要になったようだ。

問である。

「総合科学」とは、人間が引き起こすさまざまな課題を科学的に解明していく学問である。

「人間科学」にごく近い学問で重なる部分もあるが、人間そのものを考えつつ課題の「背景」によって注目する点が少し異なる。

物事の背景は非常に多くの要因が複雑に絡み合っているものであり、単純に解明することは不可能である。総合科学はこの解明のために生まれた分野である。

重要な観点は、過去の学問分野や常識などの「枠」にとらわれない考え方である。現代を生きる私たちは、固定観念にとらわれず、社会の課題解決に取り組んでいく意欲が必要とされているのだ。

アフターコロナの自律型社会に向けて、私たちに必要なことは、過去の学問や常識などの「枠」にとらわれず、総合科学的思考をすること、固定観念にとらわれない意欲を持ち続けていくことが重要なファクターとなるのではないだろうか。

コロナ騒動の問題は、学問の細分化によって起こってきた。つまり、コロナの問題を俯瞰的に捉えて、問題を提起すべき大学が、その機能の喪失に繋がったのだ。

こうした社会の風潮は行政や医療の世界にも浸透し、自分たちの狭い世界に閉じこもってしまった。

私は、このような社会の動きが、行政を硬直化させていることにも繋がっていると、考えている。行政の硬直化が、コロナ対策を軌道修正できないという社会問題を作り出したのだ。

このような行政の間違いを、裁判という司法の力で軌道修正出来ないかということをある市民のグループで試してみることにした。これが、市民訴訟グループである。

私は、この市民グループと協力しながら、義務付け訴訟という行政訴訟と知事を被告とした損害賠償の民事訴訟を3件提訴した。これまで通り普通の生活をしていたら、こんなに短期間に裁判を起こすという経験をすることはなかったに違いない。そういう意味では、コロナ騒動のおかげで、新しい経験をする機会を獲得したということだ。

実際に訴訟を起こしてみると、色々な新しい発見があった。最も大きな発見は、俯瞰的に判断するべき裁判官は、実は狭い閉鎖社会を形成しており、行政機関との距離が近い存在であるということだ。

多くの行政訴訟や民事訴訟の行政相手の請求事件等では、原告の請求を却下、棄却し、訴訟提起することさえ、容認されない。つまり、行政機関から、司法機関に対して、「何かしらの圧力が働いているのではないか」と容易に推測することができるわけである。しかし、この行政から司法への圧力は、けっして行政が直接司法に働きかけをしているというものではない。一応建前上は、司法は独立している。裁判官がどのような判決を出すかということについて、拘束されているわけではない。

行政からの圧力とは、もっと広い範囲の問題であり、社会的圧力というようなものかも知れない。世の中の動きを観察して、どのような判決が最もバランスの良い結果を生み出すのかというような、空気を読むというような形で裁判官自身が拘束されているのである。

## 市民訴訟グループが起こした裁判の主な主張点

- 感染症法で規定された新型コロナウイルス感染症の病原体名は、SARS-CoV-2ではない。この病原体をPCRで検出出来るという証拠がない。SARS-CoV-2と類似した遺伝子を検出するPCR検査結果に基づいて医師から提出された発生届は、SARS-CoV-2の検出を根拠にして確定診断をしている。これを感染症法に規定された新型コロナウイルス感染症として、知事が厚生労働大臣に報告することは違法である。
- m-RNAワクチンはSARS-CoV-2に対する感染予防効果があるとして、承認されたものである。これを感染症法に規定された新型コロナウイルス感染症（病原体がSARS-CoV-2とは記載されていない）の対策として、予防接種に用いることは予防接種法に違反している。
- PCR検査は、中国の研究グループが発表したSARS-CoV-2に一部が類似した遺伝子を検出したことにすぎない。病原体検出に使えるという証拠もないのに、PCR検査として検査事業を推奨することは、薬効などに関して誇大な広告を禁じた薬機法違反にあたる。

行政訴訟をやってみてわかったことは、行政訴訟は行政の違法性を裁判で訴えるものであるが、誰でも訴えを起こせるわけではなく、また行政に違法性があるからと言って原告の訴えが認められるというわけでもないということだ。

行政訴訟の第一関門というのは、「訴えを起こす適正があるのか」ということを審議するための公判である。公判が開かれないままに、却下されることもある。この第一関門を突破しないと、第二関門である行政の違法性について審議されることはないのだ。

私の関係する市民グループでは、これまで47都道府県のうち45都道府県において、非申請型義務付け訴訟という行政訴訟を起こしてきたが、第一関門を突破できたのは、わずか数件である。この数件については、行政の違法性に関する審議が行われたが、違法性の判断において核心部分には触れずに、「社会通念上」というものを当てはめて、世の中の流れに逆らわないという方針をもとにした法解釈が行われていたようだ。裁判官が自ら行政の動き方を見て、法解釈を放棄する形で無難な方向に判決を出したのだ。

本来であれば、行政の行為の中に違法性があるということが争点になるはずだ。その時に裁判官は、法律に忠実に解釈をするか、解釈を飛躍させたものにするか、ということの判断を迫られる。いずれにしても、大きな社会問題につながる可能性がある。そのために、裁判官は「社会問題を起こさないように」と、自らを閉鎖社会に閉じ込めているのだ。

**○他のグループメンバーからのご意見、ご感想等を紹介します。**

ご自身のいきさつなどをまじえながら、本グループの市民活動を通じて、分かったこと、学んだことなど、読者に伝えたいことを自由投稿していただきます。

①中山大介さん

訴訟を起こして、まず学んだのは日本の司法制度は本当に酷いと言うことでした!!

私は仕事でサプリメントを取り扱い、健康管理士上級指導員としても活動しており、医薬品などの化学薬品に警戒心を持ち、特に体内に入れることは極力控えるよう説明をしたりもしておりました。

そんな中で起きたコロナ騒ぎで世間のコロナ対策に違和感を覚え、マスクのガイドライン変更などで行政を相手に話をしてもまともに取り合ってもらえず、こちらが正しいことを主張しても要望を受け入れてくれないなどの、仕打ちを受けました。

行政は市民のためより利権のために動いており、汚れた世界だという思いにかられておりました。

そんな時、このグループを知人よりご紹介いただき、参加の後、法律面でコロナを見ていくと、行政が対策している感染症（ＣＯＶＩＤ－19）が感染症法に記載されていない上に法律上では病名・病原体の表記が他の書き方となっていた事は驚きで、コロナに対する行政の対応に改めて疑問を持ちました。

感染症法に記載されていないということは、ＣＯＶＩＤ－19が指定感染症にも指定されていないことにもなります。更に勉強すると「新型コロナウイルス感染症」は病原体特定がされていないことにも気付き、更に驚かされました。当然ワクチンも止めなければとも思いましたが、ワクチンの前にそもそも論で検査法として発表されているＰＣＲは検出法であって検査法ではないことも知り、ＰＣＲはインチキではないか？　とも思いました。

行政に直接申し出てもなかなか進展がなく、司法に訴えれば、公平な判断をしてくれると思って訴訟を起こしましたが、司法においても、私が目に見えて解る行政の処分性を訴えても、すでに廃止になった法律に基づいた判例を持ち出してきて、却下や棄却という判決を出してくるのにも驚かされました。

学生の時の教科書に書いてあった三権分立は夢のまた夢で、教科書は嘘つきだと思わされたぐらいです。

それだけ利権や権力に支配された世の中であることに本当に腹立たしく思わされますが、道路交通法や薬機法以外でこれだけ法律に触れた経験はなかったのでとても新鮮で、充実した活動が出来たことに感謝しております。

特に憲法を全文読んだのも初めてで、日本人としてお恥ずかしい話ですが、これがなかったら未だに憲法すら読んだことがない人だったかと思います。憲法は国民が公人を縛る最高法規であることも初めて知り、これは本当に勉強になったと同時に、日本人は本当に憲法を大事にしなければいけないと思わされます。

他にも、このグループで様々な話合いを行い意見を交わしていくと我が国は本当に危機的状況下に置かれており、その根幹は第2次世界大戦終戦期にまで及び歴史も学ばせてもらっています。

ただこの危機的状況を作ったのはあくまでも国民です。自分の人権を守るためにも今後は国民一人ひとりが政治に興味を持ち、声を上げて主張していかなければ、悪い波にのまれ、自分の人権までも取り上げられかねない世の中にされてしまいます。

声を上げると言っても行政に届かなければ意味がありません。色々不安なこともあるかと思いますが堂々と名前を出して訴訟や行政手続法による処分の申し出、開示請求をやってみると特に世間からの攻撃を受けたりすることはなく、不安など感じることはありません。これは、あくまでも私個人の思いですし（何かあっても）責任は持てませんが、勇気をもって主張してくれると嬉しいです。

私はこれからも、市民活動は続けていきます。少しでも多くの方がこの本を読んでいただき、共に同じ方向を向いて活動できたらと願っております。日本が今のような民主的共産主義や全体主義ではなく「本当の意味での民主国」になるようにあきらめずに力を尽くしていきたいと思います。

②倉内眞貴さん
私が大橋先生とオンライン会議を始めてから3カ月くらいたったとき、子どものワクチンを止めるには訴訟しかない、と先生が言い始め、気が付いたら自分が原告となり、年末に訴状を提出していた……そして年明けに突然全国で市民訴訟グループというチームが立ち上がり、お正月返上で会議を行い、全国47都道府県で一斉に訴訟を起こそうという運動が始まったことが、自分史の中で最も大きな

出来事でした。

しかも、驚くべきことに、訴訟を起こすというのに、弁護士に頼まないというじゃないですか。自分たちは日ごろからそのような活動を行っているわけではなかったし、ましてや法律に詳しくないのに訴訟を起こしてしまった。

でも、これは、大橋先生という大きな船に乗せて貰っているからこそ皆が助け合い、踏み出せた大技だと思っています。

3月から始まった子どものワクチンはついに止められなかったけど、訴訟がダメなら保健所、警察、都道府県知事への民事調停や住民監査請求、と、あらゆる手段を次から次へ考え付く大橋先生は、いつも一歩前に居て、私達を導いてくれる救世主だと思っています。

これは、私個人の素直な気持ちを単にまとめたものなのです。

弁護士を使わず訴訟が起こせることを知り、起こした、これが私の人生最大のステップアップになりました。

③丈幻さん

全世界を巻き込んだ不可解なコロナ騒動は2019年に始まり、翌2020年にはその対策と称して、全ての人を対象にした人類初のm－RNAワクチンの投与が開始されました。どう考えても不自然かつ、打つ必要のないこのワクチンを市民が打たされんとするこの動きを何とか止めなければいけないと考え、私が市民活動への参加を始めたのはその年の春頃でした。

ワクチン反対運動といっても、大別すると2種類あります。

ⓐ打たれる側（市民）の意識改革を目的としたもの

ⓑ打つ側（行政機関）の制度やルールを変えさせることを目的としたもの

具体的なアクションで言うと、例えばⓐは、講演会の開催、ビラ配り、デモ行進、SNS拡散などです。

2020年に私はⓐの活動をあれこれやってはみたものの……その効力に限界を感じ始めており、その矢先に出会ったのが「市民訴訟グループ」でした。そして私はそこで、完全にⓑの活動にシフトチェンジしよう！　と決めたのです。

ⓑの活動をするためには、法律的な知識や、行政の仕組みについての深い理解が必要になります。当時の私はそのへんについては、右も左もわからない状態でしたが、とにかく飛び込んでみてから、訴訟活動の中でその時々に必要なことを一つひとつ、実戦を通して学びを続け、現在に至ります。

この活動を通してもまた、司法の力の限界や、行政のシステムの矛盾に気付き、何度も壁にぶつかり、今なお、ぶつかり続けています。しかし、法治国家で生きていく上で、（本来ならば）知らなくてはいけない「法律の使い方」について深く学びを得られたことは、自分にとっての貴重な知的財産であり、今後何をやるにしても役立つことであると自負しています。

これから先、私どもの活動がどのような形で転んで行くのか？　果たしてそれが、全市民のためになることに繋がるのか？　という点についてはまだまだ未知数ではあります。そしてこれからも長い闘いになるかもしれません。しかし今はとにかく、私どもの活動によって世界が必ず良い方向に向かうであろうという信念の下にやり続けるしかありません。

④梶浦有加さん

子ども達の未来を守りたかった。この国を護りたかった。

どれだけ声をあげても行政は動かなかった。行政職員の中でも「おかしなことが起きている」とわかっている人もいる。それでも事態は変わらない。だから訴訟に参加した。

裁判官は正義の味方だと思っていた。しかし現実は違った。

特に大きな裁判所の裁判官になるほど、正義とか倫理とか道徳とか、そういうこととは関係のない世界になっていくのが日本の実情なのだということも知った。

県内の教育機関の組織に対して調停もした。「子ども達を守るために、法律に基づいて情報をきちんと精査して欲しい」と訴えた。

相手方は「国の指示に従っている自分達は悪くない。責任はない。要望は受け入れない」と不成立だった。

こんな大人達ばっかりでゴメンね……という気持ちでいっぱいになった。これが今のこの国の姿だ。本当に虚しくなる。これでは、この国の未来に希望が持てない若者が増えるのは当然だ。

それでも、声をあげた日本人はちゃんといる。

人生を懸けて、この国を護ろうと立ち上がった仲間達は、全国にいる。人を想い、国を想えば、志と魂で人は繋がる。この市民訴訟グループも愛から生まれた。

未来に繋ぐ、愛の種蒔きとして、この前代未聞のチャレンジは行われた。

これらの種がいつか花となり、実を結ぶ世界をつくることができるかどうかは、わたし達一人ひとりにかかっている。

この先も心から「日本は良い国」と、胸を張って子ども達が口にすることができる世界をつくれると信じて。

⑤高橋亨さん
政治、宗教、商売、興味無し。この国の平和を願う一般市民活動家です。

地元奈良県でデモ活動、チラシ配布や行政への意見出し。

情報開示請求等行っている中、友人の紹介で47都道府県の一般市民で政府主導のコロナ対策に行政訴訟を起こすチーム「市民訴訟グループ」のメンバーとなり現在に至ります。大橋先生プロデュースによる弁護士に依頼せず市民が自ら原告となり国策に対して裁判を起こす。国民主権とは本来こうあるべきであり、国民が政治や医療制度に無関心で放置し権威に依存した結果が、今現在の惨状を招いたと考えます。

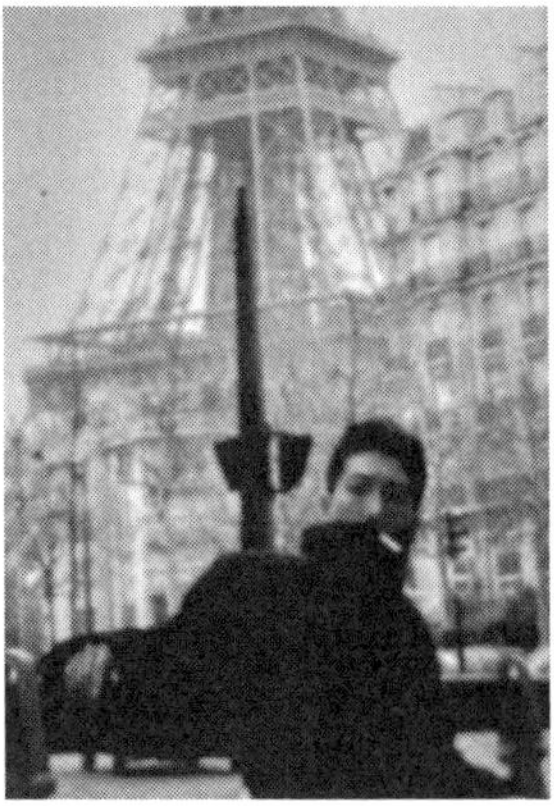

令和3年7月7日
行政文書不開示決定通知書
新型コロナワクチンに効果があると言う証明　科学的根拠　論文　奈良県は新型コロナワクチンが治験　認可も終わっておらず安全性　有効性も確立していない中　県民に接種させる理由

不開示の理由
当該文書を作成していない為
新型コロナワクチン接種推進室
一体何を根拠にワクチン接種を県民に推進しているのか？

令和4年2月2日
奈良地方裁判所民事部へ
奈良県の活動に対する情報公開
請求事件　訴状提出
一連の感染症対策の違法性を問い質す裁判を起こしました。
奈良地方裁判所　5／31却下
大阪高等裁判所　6／14控訴
　　　　　　　　9／30棄却
最高裁判所

12／2上告理由書提出
2／15最高裁判所　棄却。

私の主観ですが日本は「法治国家」ではありません。外圧の影響下にあり支配者層がルールを決めて運営しているのです。

現在は「日本放送協会に対する損害賠償請求事件」の裁判を起こしています。

連日連夜の「感染者」数増大というＮＨＫ偏向報道が多くの国民の不安と恐怖を煽りＰＣＲ検査、ワクチン接種に国民心理を誘導する元凶となった。

何十万人ものワクチン接種による副反応被害者は今現在も増大している。厚労省報告よりワクチン接種が原因で２０００人以上が死亡。氷山の一角であるが、ＮＨＫで報道はされない。

この国は将来どうなるのか。

こどもたちや孫たちの世代に少しでもマシな世の中、未来を引き継いでおきたい。

自分の活動の原動力です。

一億人以上が医療詐欺にかかっている現状ですがいつか必ず嘘はバレます。少数精鋭（笑）ですが引き続き頑張ります！

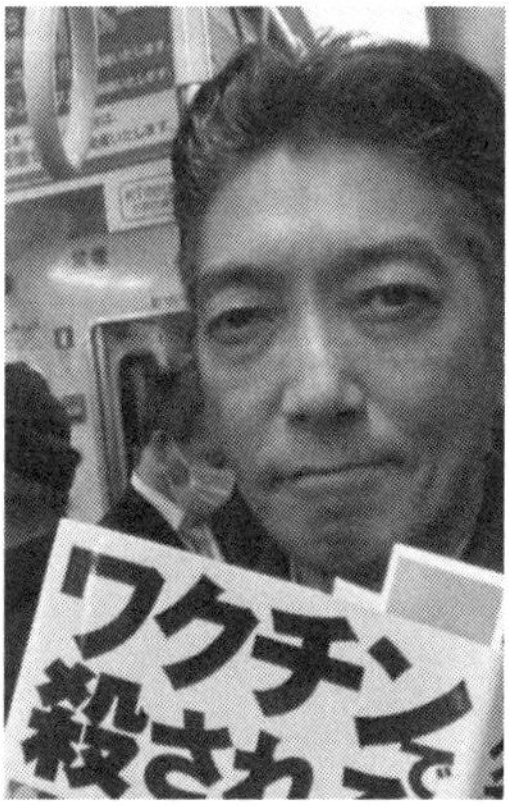


⑥桐部雅弘さん

「病原体がベータコロナウイルス属のコロナウイルス（令和二年一月に、中華人民共和国から世界保健機関に対して、人に伝染する能力を有することが新たに報告されたものに限る）であるものに限る」。

この長ったらしい名称は、令和2年2月1日施行の「新型コロナウイルス感染症を指定感染症として定める等の政令（令和二年政令第十一号）」から、令和5年5月8日に「感染症の予防及び感染症の患者に対する医療に関する法律施行規則」の5類感染症の一つとして定義、施行され、現在（令和5年9月17日時点）に至るまで、3年7か月以上、一貫して変わっていない（※ただし、令和3年2

月13日施行の改正感染症法で新たに一つ加えることにより予め未来の禍根となる萌芽を残している)、日本の法令上における「新型コロナウイルス感染症」の正式な定義である。

他の感染症の定義と異なり、病原体の定義にこのような摩訶不思議な名称を用いた例は他には無く、いわんや「SARS－CoV－2」ないし「COVID－19」という名称は、法令上どこにも定義されていない。

さらに、唯一の重要なポイントは、①令和2年1月に、②中華人民共和国から世界保健機関に対して、③人に伝染する能力を有することが新たに報告された、ものに限る、という事実の確たる証拠であり、中華人民共和国が自国の公式文書で世界保健機関に対して報告した証拠が存在しない限り、全ては机上の空論にしか過ぎないが、そのような文書が存在しないことは、日本の当該法案の制定に深く関わり、国会で成立させた厚生労働省自身が「事務処理上作成又は取得した事実はなく、実際に保有していない」と公式に認めている以上、全ては〝空〟である。

従って、この文書を証拠書面の重要な一つとして用いた上、令和3年12月の暮れから翌令和4年春までの間に、47都道府県中、45都道府県において、各都道府県及びそれら知事に対して、弁護士を全く使わない形で、各都道府県在住の心ある市民たち自らが行政訴訟を起こしてきたが、訴状の中身に触れた裁判は未だ1件も無く、逆に裁判所は行政訴訟の第一関門（訴訟要件）である、処分性・原告適格・訴えの利益、を用いて、これらの訴えを悉く門前払いしてきた。

この処分性・原告適格・訴えの利益は、行政訴訟を門前払いする「三種の神器」と言われており、裁判官はこの三つのことを覚えていれば行政訴訟を担当できる、裁判所はこの3つのいずれか或いは三つを駆使して訴えを門前払いするとまで法曹界では言われている。

また、厚生労働省は令和3年4月20日時点で通称「新型コロナワクチン」という名の「m－RNAワクチン」に関する「長期的な（10年以上）安全性、有効性又は副反応を証明する科学的な論文」についても「事務処理上作成又は取得した事実はなく、実際に保有していない」としながら、国及び地方自治体は新型コロナワクチンの接種勧奨を彼是2年半以上に渡って行っており、今現在に至っても接種勧奨を止める気配は微塵もない。

この裁判を通じて司法が全く機能していないことを良く認識できたが、それでも市民一人ひとりが自ら日本国憲法の骨子である私人間自治に基づき、立憲と民主主義の精神に則り、立法・行政・司法、それぞれに対峙しなければ、今後も同様の悲劇が繰り返されるだけでなく、それ以上の大事《おおごと》に至ること必定となってしまう。

⑦木村恵理さん

コロナ騒動はギフトです。

騒動が始まって違和感があり、インターネットでいろいろ調べ始めたら、たちまちこれが茶番であること、間もなく「ワクチン」が計画されていてこれが大変な問題であることを知りました。

2020年、コロナ元年。この騒動が「検査も含めてすべてウソである」ことを一人でも多く伝えたかった。来たるワクチン（という名の注射）が少しでも遅れるように、みんなが自分自身のチカラ、判断で避けることができるように。

2021年、2年目。とにかくこの注射を止めたかった。「みんなが知ること」につながる行動をとる一方で、市や県にも働きかけました。

2022年、3年目。市民訴訟というアイデアとグループにたどり着き、行動する決心をします。まさか自分が原告になり、しかも行政を訴えるとは。それまで夢にも思いませんでした。しかも「ワクチンの危険性」で訴えるのではなく、「ワクチンに係る法律的な矛盾」を訴える、きわめてクールな方法。もちろん危険性なんて百も承知です。

この3年のどの場面においても同じ想いのひとと出逢いました。市民訴訟グループでは全国に（！）同じ志をもつ仲間がいました。裁判、このたくさんの仲間がいたからこそできました。そして「誰が本質を発信しているホンモノか」も感じとりました。

2023年、これを書いているたった先ほど、上告していた最高裁からの通知を開きました。書かれていたのは「本件上告を棄却する」「本件を上告審として受理しない」の文字。1年9カ月に渡った訴訟の道でした。この騒動をきっかけに、世界がとんでもなく狂っていること、それは司法も同じであることを知りました。そのことをまさに自分自身が体験、体感したわけです。

ただ、わたしは「この訴えは宇宙的には勝っている」と信じていて、それは今も変わりません。これから世界が大きく変わっていくことも感じ、信じています。わたしたちの行動や意思（意志）もその一助になることを、わたしは知っています。

この騒動により出逢った様々な真の情報、全国に広がる仲間やその志と愛、法をもって訴えるという手段、初めての訴訟に原告席、複雑にしか見えなかった法律、目の当たりにした腐敗……等々。学びは本当に限りなく多岐に渡り、わたしに強さをくれました。まなざしも磨くことができました。

目の前に起こることとしてはまだまだ予断を許さない状況にあるようにも見え

ます。これからもいろいろ起こるかもしれません。子どもたちには「大人がこんなでごめんね」とも思います。

しかし、それでもなお言います。すべてギフトです。感謝しかありません。

⑧M.Mさん

東京都東大和市において2023年5月に住民監査請求を提出し同年6月に請求内容に関して陳述(口頭で述べる機会を得て話すこと)を請求人より行いました。住民監査請求の結果については、東大和市ホームページに掲載されています。誰でも見られるので是非ごらんください。請求人がどんな思いを持って住民監査請求をしたのかを理解していただくために、以下に陳述書に記載した文章を紹介します。

陳述当日はこの言葉通りお話することから始めて陳述を行いました。

――――〈以下、陳述書から引用〉――――

## 1. はじめに

今回の住民監査請求は、医療医薬品に関わることで専門的な多岐にわたる事項を含んでいます。医療医薬に関する知識はもとより法律の知識（薬機法等）に関して論理的な解釈を必要とする内容です。今回措置の対象者とした方は薬機法の第66条の処罰の対象になる可能性を含んでおります。

市長、健康にかかわる各役職の市の方々が、費用の支出に関わった方々に十分伝達し一緒に考えてもらう必要も当然あると考えております。専門的な内容を含んでいるので、医師、薬剤師、弁護士といっしょに本件住民監査請求の内容を検討していくことは必要な事と思います。

本件を検討する過程で、対象者の方々のそれぞれの社会的な立場、市財政へ与える影響、他の市町村への影響などいろいろな面で悩む事項が発生すると推測します。これから激動の波のように変化する社会情勢の中で市民の健康を確保し生活していくことがとても重要な事とおもっています。

人がみな健康でいられれば市が苦境に陥っても何とか発展続けることがで

きるでしょう。

市民の健康を何とか維持して行くために本件の内容をご検討いただきたい。

ぜひ専門家の英知を集めてご検討をお願いいたします。

――〈陳述書からの引用終了〉――

陳述資料の中には薬機法第66条（誇大広告）について詳細な説明資料をつけて薬機法違反の可能性が高いと指摘し医療添付文書の内容を示し説明しました。市は陳述内容を聞き住民監査を真摯にかつ丁寧に実施していただき請求人としては感謝しております。しかしその監査の結果は「本件請求は、理由がないことから棄却とする」でした。さらに誠に残念なことに住民監査請求の陳述資料で説明記載した細かな薬機法第66条（誇大広告）についてはまったく触れられておりませんでした。市行政の方々は優秀な人材が多いので請求人の投げかけを理解していただけた方もいらっしゃると思います。今回のようななかなか複雑な案件に対して向き合い勇気を持って決断するのは難しかったようです。

上記陳述書に書いた請求人の「はじめに」の思いは今も変わりません。また今後も変わりません。いろいろ悩んだ結果、住民監査請求棄却の場合の次のステップとして住民訴訟に進むことを決断し手続きを進めています。今後の展開を見守っていただければと思います。

⑨【新しい世界の子ども達へ】　佐賀県原告　K．Oさん

私は三年前まで普通のお母さんで、普通に産婦人科勤務の助産師として働いておりました。

コロナ発生直後は、皆さんと同じ様に死んでしまう程怖いウイルスがいて、感染すれば大変なことになると本気で怖がっていました。

ですが、私は奇遇にも娘の病気のお陰で、ワクチンの開発中にその仕組みが分かり、それが大変危険な物であることに気が付いてしまったのです。

私は助産師です。安全ではないものを、妊婦さんに射つことなど、できる訳がありません。

当時勤めていた病院の院長に反対抗議し、大好きだった仕事を辞職しました。辞めてすぐに、この訴訟の話がやって来ました。ワクチンの中身を知っていて、娘に新薬を使用した経験がある医療従事者なんてそうそういません。この訴訟は私がやるしかないと思いました。

私が事を起こすことで県や県知事、県議会、県民の皆様に、そして延いては国に、一般市民がここまでして何か言いたいことがあるのだと、私を見て「県を？なぜ？」と思って欲しかったのです。

全ての皆さんが、自分でその矛盾に気付き、考え、一人ひとりが真実を求め行動する切っ掛けになれればそれで良い！

そしていつか、未来で子ども達が、歴史を振り返る時、私達大人が、子ども達の為に四苦八苦しながら、あの手この手で頑張った証と、同じ誤ちを繰り返さない為の教訓として残せればとの思いでした。

市民訴訟グループに参加して、分かったことがあります。この出来事は、人類が本当に幸せになるための試練だったと言うこと。

免疫について、三密回避やマスク、過剰な感染対策、について深く深く考察させて頂いたお陰で、人間らしさとは？　人の幸せとは？　愛情表現とは？　と言う今まで当たり前にあった触れ合いや笑顔、コミュニケーションが人類にとって一番大切なものだったと再認識することが出来ました。

このままではいけません。

今こそ私たち大人が、医療、教育、政治、農業、食、生き方も全てにおいて考えを改め、新しく生まれ変わる刻なのです。

子ども達の過ごす未来が健やかで今よりもっと明るく、優しく、楽しく、思いやりに溢れた世界でありますように。

最後に、私にこんな貴重な体験と、学びの機会を下さった大橋先生をはじめ兄弟子の皆様、最高裁まで連れて行ってくれた全国の仲間と佐賀の仲間たちに心からの感謝を送ります。

子ども達へ　自由にのびのびと生きて下さい。幸せいっぱい、夢いっぱい、笑顔いっぱいのあなた達を、いつも見守っています。

⑩C．Ｉさん

1．法律について、深く学べたことが、なによりの収穫となった。戦える武器は多い方が良いと思った。

2．「国民全員が、憲法について、深く学んだ方が良い」ということが、体感として理解できた。

3．仲間がいた方が、出来ることが広がり、「学びも深い」ということ。

4．議論や討論が苦手な日本人が多いけれど、その重要性をより感じられた。「私なんか。」と、思うのではなく、「私でも！」と思う人が増えて欲しい。

⑪T．Ｏさん

・やはり日本は敗戦国だったこと
・今までも人体実験されて来たけど、ここまであからさまに実験されて、でも気づかない日本人にされていたこと
・政治の闇、腐敗、金の動きが改めて分かり、ネズミ講方式の税金と年金制度
・義務教育の破壊
・労働条件の破壊
・日本の農業、水産業を政府が潰す政策をしていること
・ワクチンという名の子どもや大人の体調不良
・塩の嘘
・西洋医療の嘘
・テレビ新聞雑誌の嘘

**○総括**

他のメンバーからの投稿を拝見すると、十人十色だなあというのが率直な感想

である。その中でも、世間的には、本人訴訟をすること自体、ハードルの高いことだと思う。

しかしながら、よくよく学んでいくと、もともと弁護士本来の仕事は、本人訴訟を勧め、訴訟のアドバイスをすることである。民事訴訟の原則は、本人訴訟である。憲法も明言している。弁護士が職業として行うのは本人が多忙や、法的な主張に不安がある人に代わり代理人として活動することであるから、本人が訴訟を提起し遂行することについて何ら問題はない。

本人訴訟は、法の支配の理念に通じる。本人訴訟を通じて、どうしてこのような法律があるのかを自問自答し、人間が生まれながら享有している権利、自然法を追求するのであろう。

訴訟制度は、人間の尊厳・基本的人権を保障するために国民一人ひとりに認められたものであるから、国家が存在する以上、国民が単独で訴訟を提起遂行することができるのだ。

裁判を受ける権利として憲法32条に明文化されている。「何人も裁判所において裁判を受ける権利を奪われない」と規定しているのだが、何人とは、国民自身を意味し、もちろん弁護士を意味するものではない。民事訴訟法も本人訴訟を前提に定められているのだ（民事訴訟法54条）。

要するに、このこと自体も、物事の細分化による弊害なのかもしれない。

○**総合科学の必要な時代（まとめ）**

世の中の流れは、細分化の方向に行く。これは、ある意味では自然の摂理である。細分化することで、新しい原理が発見され、新しい物がつくられる。そして、新しい経済発展の仕組みが作られる。このようなことが既成事実化して、前例を見習う形で世の中の仕組みが作られてきた。このようにして、細分化することで世の中が発展し、経済が発展することであるという思い込みが、世界の人の頭の中に刷り込まれたのだ。

しかし、本当にそのような細分化が人類の幸福に繋がるという実証はされていない。一応の見かけ上は、物が溢れ豊かな生活が実現できている。しかし、このような流れが永続的であるという保証はない。これまでの流れが持続可能であるという保証がないのだ。持続可能でな形ではない実態の伴わないことが明確化する前に、この細分化社会をリセットする必要があるのだ。そのことが現実化したのが、今日のコロナ社会だ。

　このコロナ社会から脱出するためには、このコロナ社会がどのような仕組みで作られてきたのかという俯瞰的な物事の見方が不可欠である。

　物事を俯瞰的に見る視点を育成するのは、総合という物事を統合する考え

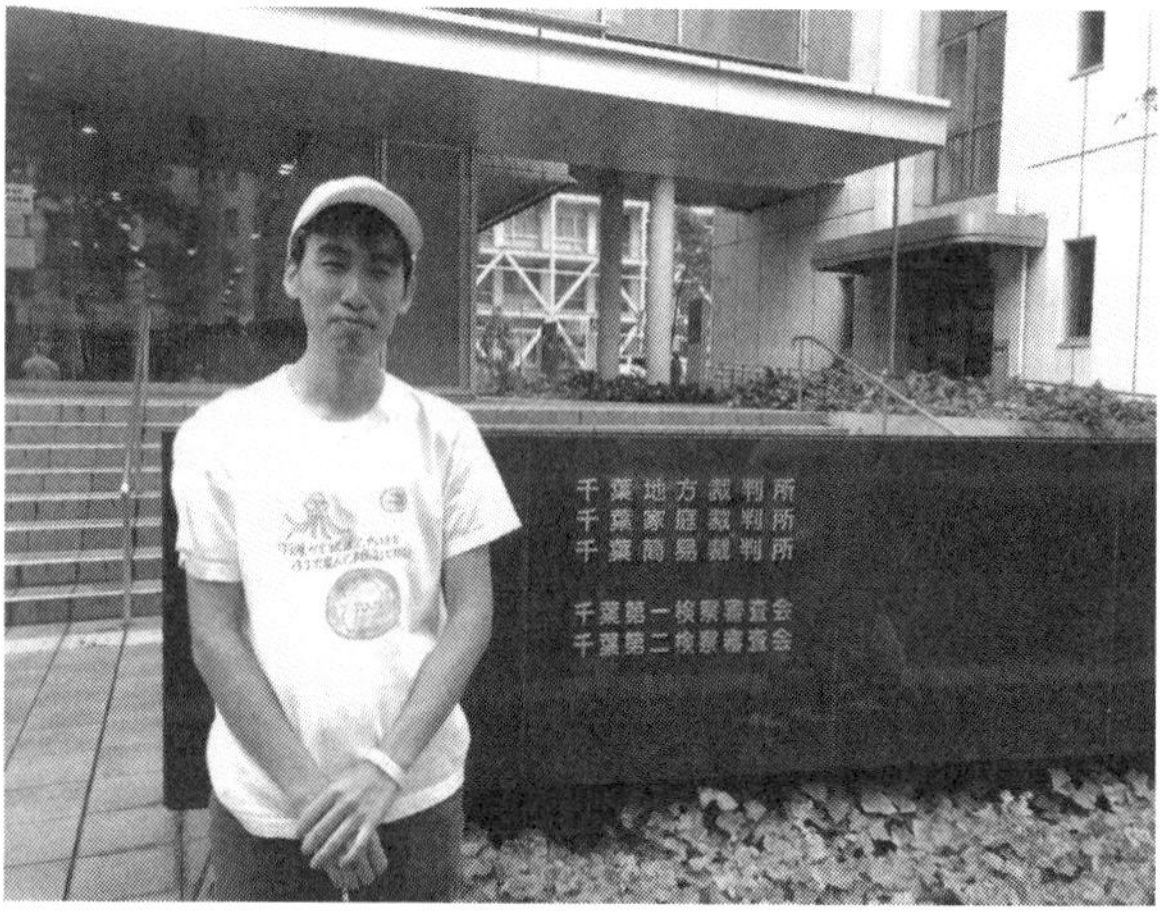


千葉地方裁判所前にて（竹中優太）

方である。そのためには、俯瞰的なものの見方をするための科学的な方法論が必要である。

今回の市民訴訟という活動は、物事を俯瞰的に見るための効果的な実証実験である。総合科学の必要性を世間に問い質すという実践の場なのだ。

# 民族の誇りを守るモンゴル遊牧民

鳥居丈寛

令和5年8月、僕は初めての海外旅行に旅立った。小学校からの貯金をつぎ込んで、新しい世界を見ることがこれまでの夢だった。眼下にはいつまでも大草原が広がる。やがて、チンギスハン空港に到着した。空港は新しく開港したもので、日本の国際協力で出来たそうだ。日本国民の税金がこんなところで使われていることに、そんな疑問を感じた。首都から車で8時間、道なき道のようなでこぼこの道。どこでもトイレに困らないというモン

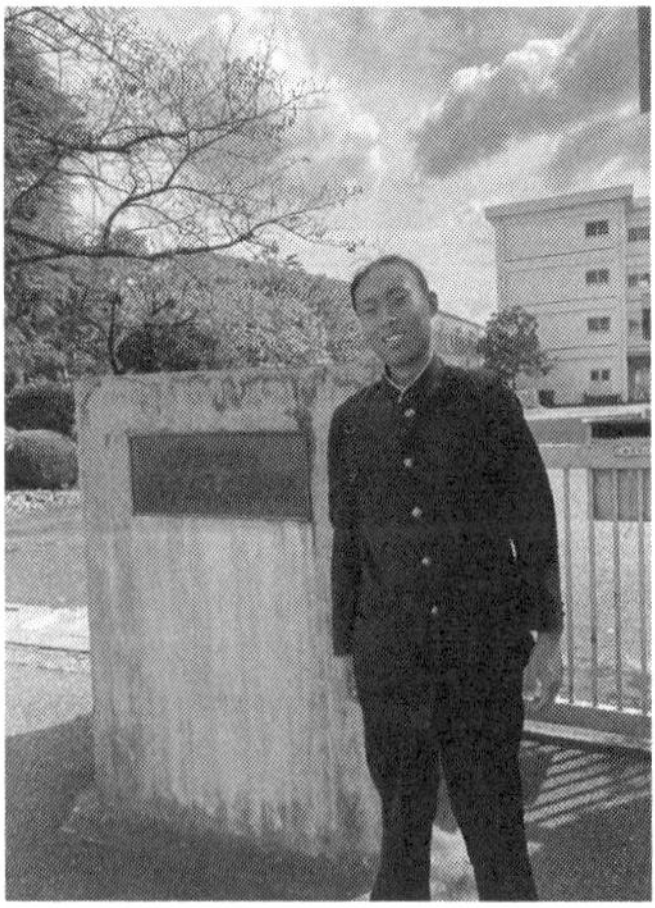

通学している高等学校の校門にて（鳥居丈寛）

ゴル式のトイレも初めて経験した。そして、やっと目的とするモンゴルの南ゴビのある遊牧民のゲルにたどり着くことが出来た。途中のトイレ休憩も、何もない草原だっただけに、人の生活が感じられるゲルは、心が落ち着く。

この旅の目的は、モンゴルにおける社会問題を見て体験することであり、この体験活動を企画運営しているのは、モンゴルのある市民活動グループである。僕が10日間にわたってホームステイさせて頂いたゲルの家族達は、その市民活動グループのリーダーの友達だ。僕はゲルの人にお世話になると思い挨拶すると共にゲルのお父さんと握手した。その時、僕はビックリした。お父さんの手はとても大きくてそして生活の中の乳しぼりや家畜の世話で培った固くてとってもたくましい手だった。僕はモンゴルの生活の中で「こんなにも頼もしいかっこいい手ができるのではないか？」と思い率先してゲルの人の生活を手伝おうと思った。そこで、僕は遊牧生活の仕事の一部を任されることになった。１００頭ほどのヤギとヒツジの草原における管理だ。一面に広がる草原では、これほど沢山の家畜の世話ができるのかが心配であったが、意外とヤギやヒツジは勝手に逃げ出すということはなく、僕の命令に素直に従う。群れを作るという性質があるため、遊牧の経験のない僕にも従ってくれるのだ。とても不思議な経験だったが、集団で行動する彼らの従順な姿を見て、思わずワクチン接種に従う人々の群れを連想してしまった。自然の恵みの中に生きる家畜には、ホルモン剤や人工授精、抗生物質も無縁である。すべて天然の草を食べて育った家畜である。日本で食べる肉と比べて、自然の味がする。とは言っても、ヤギ、ヒツジ独特の匂いと味から、どうしても喉を通らないという拒食状態に陥ってしまった。その上に馬乳酒を飲みすぎて、お腹を壊してしまい、とうとう役割を任されている家畜の世話もままならない事態に陥ってしまうのに、それほど時間はかからなかった。

そんな僕の姿を見て、モンゴルの人たちは優しく声をかけてくれた。

このゲルから遠くないところには、浅い川がある。草原や砂漠における遊牧生活でも、水の確保は欠かせない。この川の水は、遊牧生活において、家畜と人が生きていくための命の水である。

モンゴルでは、川は母なる存在に例えられる。すべての生命の源というほどに水は貴重な存在だ。川で車を洗う行為は厳禁だ。また、川に血を流すという行為も禁じられている。それほどまでに、川は神聖なものだ。歴史的に、大地に穴を掘るという行為も禁じられてきた。家畜と共に生きる人々には、自然に生かされているという考えがあるようだ。そのために、鉱山開発などは法律などで禁じられてきた。

しかし、金の埋蔵量が多いモンゴルでは、すでに開発が進み、川が汚染され遊牧民が生活できなくなった地域もあるという。これは一体どういう理由があるのだろうか。

さらに、広大な砂漠や草原の中には、勝手に採掘されている場所もあるらしい。それがわかるのは、遊牧民の間に流れている話だ。奇形のある家畜が次々と生まれることがあるという。その奇形には、原発からの核廃棄物が関係しているという。一体、どの原発かというと、なんと日本の原発らしい。実は、日本とモンゴルの間には、すでに、核廃棄物の埋蔵に関する条約がかわされているそうだ。実際に核廃棄物が埋められているのかも知れない。福島原発からの処理水が海洋投棄される話が現実となった。このモンゴルにおいて、原発からの放射性廃棄物の汚染が進み、伝統的な遊牧生活を追い出すことになっている現実は、福島原発周辺の農業、漁業、酪農を営む住民を追い出す結果となっている姿と重なる。

日本では、あまり大きく話題にならなかったが、モンゴルでは大きな騒ぎになった。当然ながら住民は大反対である。これが、金鉱山の開発という利権と組み合わされているとすれば、そこにはとてつもない闇の世界が広がっているということになる。この美しいモンゴルの草原に、そのような大きな闇の世界の魔の手が及んでいることを日本人も知る必要があるだろう。実際にこの問題を取材に来た「ある日本人ジャーナリストが、失踪した」と聞いた時は鳥肌が立った。

モンゴルの住民活動が政治を動かしているという現実は、政治というものに住民の声が大きく影響することを再確認することになった。このモンゴルの住民活動家にも、苦難の歴史があったようだ。一時はテロリストとして逮捕され、その間に鉱山開発ができるように法律が変えられてしまったという。

そして、川の水を生活の糧にしているこの地域の遊牧民が、危うく汚染されて締め出されるという事態になるところであった。しかし、結果として、今回の市民活動グループの働きかけにより、政治家が動くことになり、鉱山開発をストップさせたという歴史がある。馬で国会に乗り付けるという、如何にも遊牧民の国らしい姿であるが、実は、馬を神聖なものとみなす文化があるために、馬に乗っていれば攻撃されないという狙いがあったようだ。そして、おそらく多くの人々に鉱山開発の問題点を気づかせるデモンストレーションの意味があったのではないだろうか。金鉱山の開発よりも、民族の誇りを取り戻すことが大切であると若い世代に伝えているようだ。自分たちの文化を守っていくには、やはり、自分の地域は自分たちで守るという考えを持つことが必要だ。

僕も、横浜市の市役所にワクチン接種者の死亡者数を知りたいということで、聞きに行ったことがある。その時は、費用がかかるという理由であっさりと断られた。しかし、僕は諦めないで、身近な市議会議員にこの話をしてみた。するとその市議会議員の方が、わざわざ僕の市役所での交渉に付き合ってくれた。そうすると、今度は簡単にワクチン接種後の死亡者数について、プリントアウトしたものを出してくれた。やはり、粘り強い活動を続けることが何より必要だと思い知らされた。

モンゴルの満点の星空は、決して都会では見ることが出来ない光景だ。これほどのおびただしい数の星があることを横浜で育った僕は知るよしもなかった。今回お世話になったモンゴルの市民活動家は、地域に生きることが大切であることを教えてくれた。遊牧生活の体験は、自然との共生がいかに素晴らしいかを知るきっかけになったと思う。ただし、朝から肉の生活は、自然の中に生きるという現実が見せてくれたもう一つの姿だ。日本の伝統的な味である白米や味噌汁がこれほどまでに美味しいということを発見出来たのも、この旅の大きな収穫かも知れない。

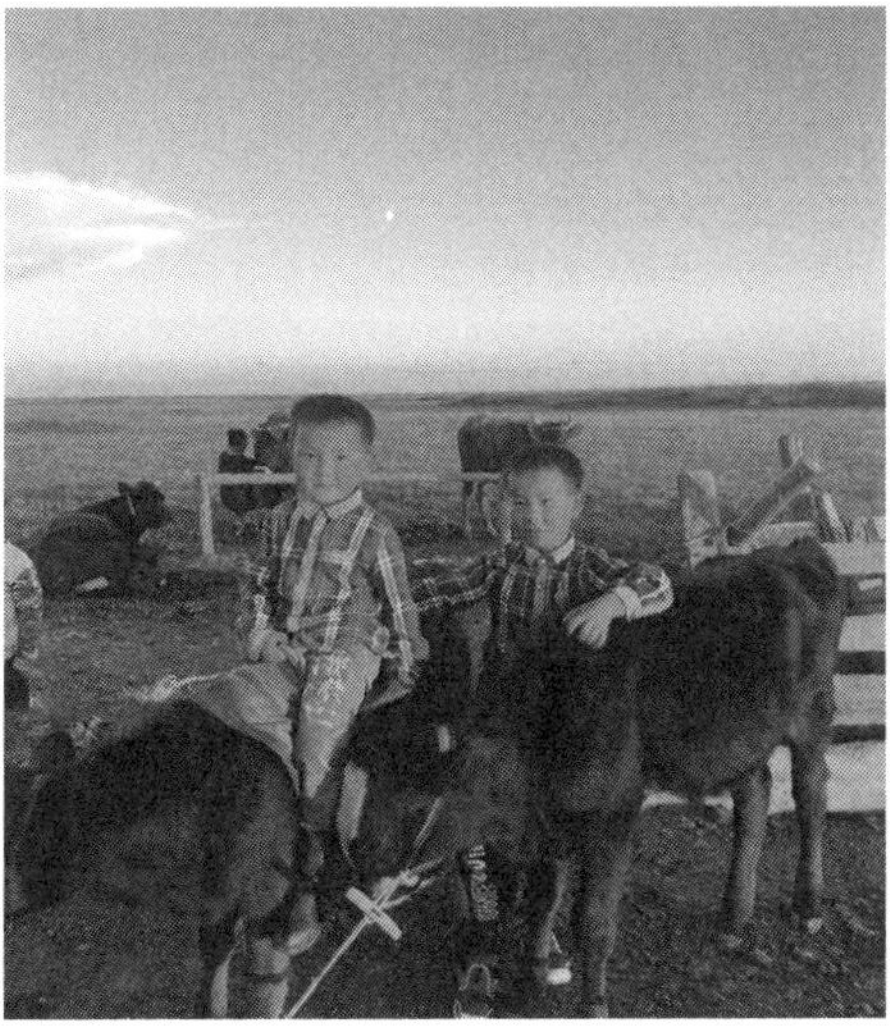

大草原に生きる遊牧民の子どもたち（南ゴビ地方）

## コラム　若者たちの気づきが アフターコロナの自律型社会を築く

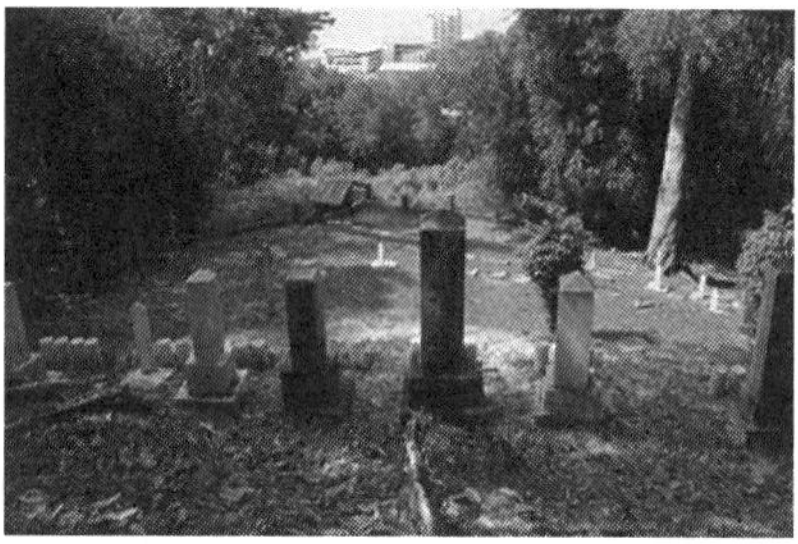

日本に背を向けて静かに眠る「からゆきさん」の墓（ボルネオ島サンダカン）

「原告の主張は、被告の法律違反を指摘しているのに過ぎない」

これは、鳥取県と佐賀県の原告が高裁判決を不服として最高裁に上告していた結果、言い渡された判断である。その訴訟内容は、発生届に起因する感染症対策に関する県の違法行為によるものである。県の違法行為の結果として、マスク社会となり、いまだに、感染症対策とは言えないようなワクチン接種勧奨が国をあげて行われているのだ。前代未聞の基本的人権が守られない事態が続いている。それにもかかわらず、「違憲」という判断は、司法から出されることはなかったのである。

ジャニーズ問題がマスコミで取り上げられるようになり、これまでの刑事犯罪が権力により隠蔽されていることが明らかとなった。この事実は、巨大な裏社会の権力構造に変化が起こりつつあることを示唆している。

明治時代における50万人にも及ぶとされる「からゆきさん」は、当時の富国強兵政策を影で支える役割を果たしていた。異国に連れ去られた少女たちの犠牲の背後には、これを利用して力を蓄えた裏社会の権力構造があった。教科書に記載されている明治政府の近代化政策の背後にあった、このような悲劇を知る人はそれほど多くはない。

そして日中・太平洋戦争を通じて、多くの志を持った若者たちに悲劇がおこった。無数の壮絶な死は美化されて、その問題の本質が覆い隠されてきた。終戦後には、巨大な裏社会の権力は、戦争から芸能や医療に衣替えをして、少年少女たちを利用しながら、その利権構造を永続化することを試みたのである。

公共の正義という信仰心を育成することが学校教育の目的のようだが、実は国家ビジネスという怪物が公共の正義の裏に隠されている。国家ビジネスを操る裏社会権力が、学校教育を利用して少年少女たちを道具にしているのだ。

このような裏社会の権力構造が、アフターコロナの自律型社会を阻んでいるのだ。これに気づいた若者たちによって、葬りさられる日を静かに見守ってくれる先人たちの魂は数知れない。

## エピローグ――自然に生きる

人間は、ウイルスと共生しています。人間のゲノム遺伝子の半分近くは、ウイルス由来の遺伝子であると主張する学者もいます。従って、人間の検体からウイルスとよく似た遺伝子が見つかることは、別に驚くことでもないし、騒ぐことでもありません。

問題は、伝染性の病気を起こすウイルスを検出したと言えるのかということです。ＰＣＲ検査で検出している遺伝子は、中国のある研究グループが発表した遺伝子（ＳＡＲＳ－ＣｏＶ－２）と少し似ている遺伝子の断片です。これが、果たしてウイルスを検出しているのかも不明です。まして、伝染性の病原体ウイルスであるのかについての証明方法もありません。それにも関わらず、ＳＡＲＳ－Ｃ oV－2の遺伝子を組み込んだ組み換え遺伝子注射を国民全員に打つという目標を掲げたわけです。

自然界に存在しない組み換え遺伝子を体内に入れることが、どのような問題を引き起こすのか誰にもわかりません。このような行為は、明らかに自然の摂理に反しているわけです。自然の摂理に反する行為の結果は、自然の方からやがて答えが返ってくるはずです。

モンゴルの伝統的な生活は、遊牧による自給自足です。彼らは、自然に生かされていることを体験的に知っています。最近は、特に首都に住む若い世代を中心に、自然との共生から遠ざかる人が増えて来ています。それと同時に、伝統医療から、西洋医療が中心になってきたのです。その西洋医療の指導者から、ワクチン接種がもたらす医療の問題が取りざたされてきています。

西洋医療は、自然との共生から遠ざかることを推進する医療です。組み換え遺伝子を注射することが、どのような結末をもたらすのかについて、多くの日本国民が知りません。知ろうともしないのです。表面化していないからといって、こ

242

のまま問題を放っておいていいのでしょうか。組み換え遺伝子注射という目に見えない物体は本当に問題を解消する手段になるのでしょうか。

日本における伝統医療は、西洋医療によって、ほとんど壊滅的な状況になってしまいました。しかし、今回のワクチン問題によって、改めて西洋医療の問題が明確になりました。

伝統医療は、自然の共生の中で発達してきた医療です。自然の営みに反しない限り、自然は私達に正しい解決法を教えてくれるはずです。

「自灯明《じとうみょう》・法灯明《ほうとうみょう》」から医療を考えることが必要になったようです。

謝辞

この座談会は、市民訴訟グループの皆様方の市民活動をもとにしています。多くの方々のご協力により、若い世代への架け橋となるアイデアをまとめることが出来たことに対して、感謝申し上げます。

参考文献

・『初期ギリシア科学―タレスからアリストテレスまで（叢書・ウニベルシタス）』G.E.R. ロイド（著）、Geoffrey Ernest Richard Lloyd（原名）、山野耕治（翻訳）、山口義久（翻訳）（法政大学出版局、１９９４年）
・『処分性・原告適格・訴えの利益の消滅』阿部泰隆（著）（信山社出版、２０２１年）
・『よくわかる本人訴訟Q＆A　裁判は自分でできる！』新銀座法律事務所（編者）（法学書院、２０１０年）
・『綜學入門』林英臣（著）（博進堂、２０１９年）

# ［巻末提言］行政の法的責任を問う市民活動

大橋　眞

## マスク社会と幻のウイルス感染症

新型コロナウイルス感染症問題は、これまでのワクチンとは全く違うｍ－ＲＮＡワクチンを国民の大多数に接種するという事態に至った。社会の至るところで、マスク社会が作られることにより、国民に感染症蔓延の印象をもたらした。クルーズ船での感染症集団発生が報じられてから、感染症蔓延の事実も定かでない時期において、学校の休校措置が報じられた。あまりに唐突な発表に異様な雰囲気が醸し出され、その後の学校教育にも大きな影響を与えたのである。若年層に対する過大な感染症対策は、結果として若者たちに対してワクチン接種を推進する圧力となったことは事実であろう。

この感染症の病原体の名称を、正確に言える人はほとんどいない。感染症法の

2類相当とされるこの感染症の病原体の固有名詞は、法令等には登場しない。「病原体がベータコロナウイルス属のコロナウイルス（令和二年一月に、中華人民共和国から世界保健機関に対して、人に伝染する能力を有することが新たに報告されたものに限る。）であるものに限る。」という形に限定しているだけである。つまり、病原体は不明という状態に近いというのが、新型コロナウイルス感染症の法的な位置づけである。

人に伝染する能力を有する病原体であることを証明するには、コッホの4原則を満たすことを証明する必要があり、最低でも数年から数十年の時間が必要である。変異をする病原体では、さらに病原体証明の難易度が高くなる。結果として、病原体が特定できないことが多いのだ。そのために、今回のパンデミックのように、新たな感染症の発生から1～2か月で病原体を特定することは科学的に不可能である。

## 法律における病原体表記の意味

しかしながら、どのような病原体が新たな感染症の原因になっているのかに言及しないと、感染症法などの法律に基づいて感染症対策を行う場合において、一体どの病原体を対象として感染症対策を行う必要があるのかがわからなくなってしまう。そのために、「令和二年一月に、中華人民共和国から世界保健機関に対して、人に伝染する能力を有することが新たに報告されたものに限る」という表現により、可能な範囲において病原体の絞り込みを行っているのだ。

そのために、法律上2類相当とされた新型コロナウイルス感染症の病原体が特定出来ていないのは当然であり、法律において病原体の名称が記載できないのはあたりまえなのである。

それでは、「中華人民共和国から世界保健機関に対して、人に伝染する能力を有することが新たに報告されたもの」という表現は一体何を意味するのだろうか。中華人民共和国という国名が記載されていることから、「中国政府が公式に世界保健機関に報告したもの」であると解される。「報告したもの」が、固有のウイルスや遺伝子配列であるとすると、病原体にベータコロナウイルスとして一般名を用いていることと矛盾する。したがって、「報告したもの」は、元気で歩いている人が突如として路上でバタバタと倒れるという急性劇症型の重症肺炎という特有の症状を引き起こす未知の病原体ウイルスという意味に解釈するのが適切と考えられる。

そうだとすると、今回の感染症の診断に用いられているPCR検査は、一体どのような意味があるのだろうか。PCR検査は、実際には遺伝子検出であり、SARS－CoV－2という中国の研究グループが報告した新たなベータコロナウイルスと見られる遺伝子配列の一部を見つけているという建前になっている。

しかし、実際には、SARS－CoV－2の決定に使われた検体の純度は不明であり、SARS－CoV－2は実在の遺伝子なのかも怪しい代物である。さらにSARS－CoV－2という遺伝子を持ったウイルスが、この世に存在するのかも誰も確認していない。

実際に、実存するものでなければ確認することが不可能なのは当然である。そのために、SARS－CoV－2ウイルスという現物が入手できなければ、病原性確認のしようもないのが現実であろう。このような実存も定かでない遺伝子の一部を、精度の低いPCRという方法により検出するということに、病原体検査の意味はないと考えられる。

人間の体の中には、意味不明な遺伝子配列が山のように存在する。PCRに意味があるのは実存する意味のある遺伝子検出に限られる。PCRが意味のある遺伝子を検出しているのか否かは、2020年2月にクルーズ船ダイアモンドプリンセス号が横浜港にやってきたときに検証することが可能であったはずだ。もし、PCR検査に意味があるのならば、クルーズ船の乗客に陽性者が出たとしても、当時の日本人は、基本的に全員陰性でなければ、新規に登場した病原性ウイルスを検出しているとは言えないからである。

PCR検査はあくまで類似した遺伝子の存在に関する相対的な評価しか出来ない。そのために、陰性群において同じ条件でのPCR検査の評価が不可欠である。これは、多くの臨床検査においても共通する基本的な事柄である。それにもかかわらず、当時の日本人が基本的にＰＣＲ検査陰性であるという確認は一切行われなかった。ここにＰＣＲ検査の解釈の問題点が潜んでいるのである。健常者のデータを示さない限り、病的であるとするデータを示すことも不可能である。つまり、ＰＣＲ検査陽性は、偽陽性という単なるゴミを拾い出しているのに過ぎないのだ。

## 行政の法的責任

さらに問題なのは、意味のないＰＣＲ検査陽性者がたくさん出ていることを理由として、巨大な予算が注ぎ込まれ、多くの利権が発生したことだ。その一方で、不当な不利益を被った人も数知れない。不利益を被った人の多くは、マスコミの偽情報を正しいと思い込むことによって、必要な情報を得る機会を逸してしまったのだ。ＳＮＳなどにより情報を得ることが得意であるはずの若い世代においても、偽情報と正しい情報の区別がつかない人たちを多く見かける。

いかにして、正しい情報と偽情報を見分けるのか。学者や医者などの専門家においても、様々な意見や考え方がある。ＳＮＳにおいても、見方が異なる様々な情報が飛び交っている。「一体誰の言うことを信じたらよいのか?」というような声が、あちこちから聞こえてくる。

正しい情報は、誰かが言ったことからではなく、正しいものを自らが探求することにより、自分の中に創り出す必要があるのだ。まさに釈尊の「自灯明・法灯明」という説法を常に頭に刻み込んでおくことが、偽情報から身を守ることになる。

感染症の問題において、自然科学として正しい情報とは、病原体特定の科学的方法である「コッホの4原則」を証明することにより病原体を特定するには数年から数十年以上という時間がかかる、ということである。

また、法律に基づいて対策を行う感染症においては、法律上の感染症の定義（病原体を含む）の記述が、最も信頼できる正しい情報ということになる。

今回の感染症においても、法律上の定義では、病原体の特定はされておらず、自然科学上の法則とも矛盾しない。そのために、病原体の検査方法がないことや、この病原体の感染を防ぐワクチンが存在するとは考えられないことも、法律の文面から理解出来るのである。

それにもかかわらず、正体不明のＰＣＲ検査を基にした医師の診断が行われ、それによりコロナ患者が多数発生したのは何故か、そして、謎のｍ－ＲＮＡワクチンが予防接種として実施されたのには、一体どのような仕組みが存在するのか。これらの問題を法律の上から考える必要があるだろう。今後のパンデミック対策のためにも、今回の問題分析が重要となる。その時に法律上の問題を系統的に明らかにする必要がある。もし、感染症対策に関わる制度の欠陥があると、再び同じことが繰り返されるからだ。

医師の診断が、仮に正体不明のＰＣＲ検査により行われたとしても、法律に違反することにはならない。また、意図して偽造したものでなければ、たとえ間違った診断による発生届であっても、医師がこれを保健所に提出することは違法ではなく、むしろ法律に規定された手続きであるから、保健所に報告しなくてはいけないとされている。

この発生届を受け付けるのが保健所であり、県を通じて知事が厚生労働大臣に報告することによって、厚生労働省に全国の感染症の発生状況が集約される。この発生届の件数に基づく全国の発生状況がマスコミを通じて、国民の知るところになる。

もし医師による感染症の診断が間違っていた場合には、誰もその間違いを訂正する仕組みが存在しないのだろうか？

今回の感染症の場合は、医師により提出された発生届を受け付けて、次の機関に送るという仕組みになっているために、保健所、県、厚生労働省という三つの行政機関が関与していることになる。それぞれ感染症対策に関わる重要な機関であり、正しい感染症対策を行うことが感染症法において義務付けられている。すなわち、医師の発生届という感染症対策の基礎情報を審査する役割の機関は、これらの三つの行政機関が担っているはずである。それにもかかわらず、現実には医師から提出された発生届は、三つの審査機関を素通りする形で「新型コロナウイルスに感染が確認された人」という表現を用いて、マスコミが垂れ流すという構図があることが判明した。

　莫大な予算を投じてコロナ対策を行っているにもかかわらず、行政が正しい感染症対策を行うために最も重要な作業であるはずの発生届の確認作業をするという仕組みが全く機能していないのである。これでは、感染症法に規定された行政の役割が完全に放棄されていることになる。

　また、病原体が特定されない状況においては、正しいワクチンを作成する方法は存在しない。正しいとは言えないまがい物のワクチンは、いくらでも製造することは可能であるが、国の承認が得られなければ、このワクチンを売ることはほとんど不可能である。しかし、もし国のお墨付きを得ることが出来れば、ボロ儲けが出来る可能性がある。

　本来は、このような不正なワクチンが出回ることを監視するのが厚生労働省の役割のはずであり、ワクチンを予防接種する実施機関としての市町村や県には、偽ワクチンが住民に接種されることのないようにチェックする責任があるはずである。しかし、実際にはこれらのチェックは全く行われず、仮にワクチン接種の問題が発生したとしても、これを止める仕組みすら存在しないことが明らかになったのである。

本来であれば、住民の代表である市議会や県議会はこのような不正が発生することながいようにチェック機能を果たす必要がある。また、住民から疑問の声が出てきた場合には、これを議会において取り上げた上で、もし必要があれば専門的な機関に問い合わせるなどの措置を講じるべきである。しかし、今回の感染症騒動においては、ごく一部の例外を除いて、地方議会も国会もその機能を果たすことはなかった。各行政機関の役割は住民の命を守るはずであるという期待は、完全に裏切られたのだ。

そのために、住民に残された手段として、裁判を起こすことにより行政の不作為を問い質すという行動に移すことにした。これを実行したのが、志を持った市民により自発的に結成された市民訴訟グループである。

同グループの活動は、各都道府県の知事が、それぞれにおける感染症対策の実施責任者となっていることから、各都道府県において同時に集団訴訟を起こすこ

[巻末提言] 行政の法的責任を問う市民活動

とにより、発生届チェックに関する行政の不作為を行政訴訟という裁判を通じて、問い質すという活動である。また、理解のある市議会議員に、病原体不明の感染症に対する対策としてSARS─CoV─2組み換え遺伝子注射を用いるという合理的な説明を、市議会の場を使って行政に問い質してもらうという活動も取り入れ、各都道府県の活動についてインターネットを使ったビデオ会議で報告しながら議論を繰り返して、課題を共有するという一般市民の地域間連携の取り組みである。

行政訴訟により原告の訴えが認められるまでに大きな壁が存在しているのは事実であるが、多くの人がこれに関わることにより、幻の感染症対策としての偽予防接種という社会の矛盾に対する気付きが、次第に一般の国民に広がっていくという効果が期待できる。さらに弁護士を介さない市民の手による訴訟という行動を通じて、普段の生活においてはほとんど気に止めない法律の意義を知る貴重な機会となった。さらに同様の志を持った人々の新たな連携が生まれると共に、ワクチン被害の拡大を阻止する活動を行っている他の活動グループとの相互交流も生まれている。

## 病原体不明な状態では不可能な病原体検査やワクチン接種

市民訴訟グループ活動の中心的テーマは、法律上病原体が特定されないにもかかわらず、あたかも存在するかのように詐欺的なPCR検査とワクチン接種が続いているという現実である。その結果として、憲法違反が疑われるような重大な人権侵害が日常化しているのである。このようなことが起こる背景には、感染症法や予防接種法などの法律違反も日常的な光景の中に埋もれているという事実がある。

法律に規定された新型コロナウイルス感染症の病原体は特定されていない形で記載されているにもかかわらず、接種されているワクチンはSARS－CoV－2という中国の研究グループが発表した遺伝子配列の中で、スパイクタンパクと言われる領域の遺伝子配列を用いた組み換え遺伝子を使っているのである。つまり、新型コロナウイルス感染症の病原体が実際に蔓延しているという事実すら不明であるにもかかわらず、この病原体の蔓延を防ぐためという名目として用いられているワクチンにＳＡＲＳ－ＣｏＶ－２という実際にこの世に存在するのかも不明な遺伝子を使っていることは、明らかに矛盾しているのだ。

実際に問題としている感染症の病原体が不明であるのならば、ワクチン接種という方法で感染症蔓延の対策が取れるはずもない。それにもかかわらず、ワクチン接種こそが感染症対策の切り札であるとするような見解は、根本的なところで疑う必要があるはずだ。だが実際には、ありえないはずのワクチン接種という方策に、国民の多くが従うという結果になってしまった。

その背景には、国の根本的な感染症対策が間違っているにもかかわらず、マスコミがこれを擁護する報道を繰り返したということがある。通常であれば、国の方策に対して批判をするのがマスコミの役割であると信じ込まされている。マスコミが態度を豹変させ、通常の政府批判とは相反する行動を取ったことが、国民の混乱を招いた。さらに感染症対策に関するデマ情報に注意を促すことが公共放送のニュース番組において行われた結果として、ワクチンに反対する声はデマ情報に惑わされた結果であるという印象操作が行われたのだ。

## 行政の仕組みを正す方法はあるのか

行政の感染症対策を調べていくと、法律違反が疑われる事項が散見されるにもかかわらず、これを止める仕組みが存在しないために、間違った感染症対策が継続しているという奇妙な現象が存在することが明らかになった。行政の行っていることは間違っていない、国がやっていることは常に正しいという前提条件のもとに感染症対策の予算が計上され、粛々とその筋書き通りに仕組みが作られるからである。そして、感染症対策という名目の利権構造が作られるのだ。

予算より新たに作られた利権構造が後押しをするために、おかしな感染症対策であってもいったん走り出すとよほどの政治力が働かない限り誰にも止めることができないのが、行政の関わる感染症対策である。これは、他の予防接種やがん医療など他の医療制度においても共通性が見られる社会制度の根本的な仕組みの問題である。そのために、よほどの大事件が起こって世論が高まらない限り、自然に解決する問題ではない。

そのために、市民の手による行政の違法疑いの行為に関する地道な訴訟や、有志議員との連携による議会での追及が必要となってくる。

## 酸化グラフェン入りマスクの弊害

新型コロナウイルス感染症の蔓延についての印象操作として重要な役割を果たしたのが、マスクである。アベノマスクと揶揄《やゆ》されたガーゼマスクが全戸に配布された後に、市場には不織布マスクが大量に出回った。しかし、これらのマスクには有毒物質である酸化グラフェンが混入されていることに、どれくらいの人が気づいただろうか。酸化グラフェンは新素材であるために、その毒性の仕組があまり知られていない。抗ウイルス作用があるとされるが、そのウイルスは新型コロナウイルスではないのは当然である。実際にはファージという大腸菌に対するウイルス増殖抑制機能があるとされるが、詳細は不明だ。

しかし、問題はこのようなデータを出す場合に、大腸菌とファージの培養に使われる水への影響が無視されているのが普通である。実際に、酸化グラフェンは、極微量で水の構造性を変える働きがある。これによって、人間に対しても呼気に含まれる水蒸気を介して毒性をばらまくという仕組みを作り出すことが可能になる。

毒性を持った水蒸気が周囲にばらまかれるという人間毒ガス発生機が出来るのだ。マスク着用者で埋め尽くされた満員電車の車内では、毒ガス濃度も上昇するために、常に換気が欠かせないだろう。

マスク着用は、周囲に影響を及ぼすだけでなく、マスク着用者自身にとっては常に自身の呼気から作り出された毒ガスを吸入し続けることになる。これによって、次第に自身の身体が蝕まれていくことが懸念される。毒性のレベルは低いかも知れないが、長期的な影響は未知である。特に生殖細胞のように、細胞増殖が盛んな部位に対する影響があることが予測される。

日本のように、環境インフラが充実した国においては、感染症に対する対策よりも、マスク公害への対策が重要な課題になったようだ。

感染症が２類相当とされていた期間においては、裁判所のような機関においてもマスク着用を求められた。さすがに人権問題もあるために、マスク着用を拒否しても、それを理由に追い出されることはなかった。

## 幻の感染症発生という演出

ＳＡＲＳ－ＣｏＶ－２というウイルスの存在は、誰も確認することが出来ない。全国47都道府県に対して、ＳＡＲＳ－ＣｏＶ－２というウイルスの存在証明に関する行政文書の開示請求を行ったが、ウイルスの存在証明に関わる文書はどこも所有していないことが明らかとなった。ＳＡＲＳ－ＣｏＶ－２という病原性ウイルスの存在が架空のものであることは、法律の文面においてＳＡＲＳ－ＣｏＶ－２という病原性ウイルスの記述が存在しないことからも予測されたことである。そもそも、感染症の発生から1～2か月で病原体を特定することは不可能であり、ＳＡＲＳ－ＣｏＶ－２の発表の時期から考えても、ＳＡＲＳ－ＣｏＶ－２という遺伝子の存在も、この遺伝子配列を持つウイルスの存在も仮説であることは明らかである。ＳＡＲＳ－ＣｏＶ－２の遺伝子を検出するとされるＰＣＲ検査は、遺伝子の小さな断片の類似性を調べているのに過ぎない。そのために、SARS－CoV－2遺伝子全体の存在証明すら出来ていないのが現実である。すなわち、病原体の存在自体も不明であり、恐ろしい感染症が蔓延していたという事実の科学的証明は出来ていないことになる。SARS－CoV－2という遺伝子配列自体も科学的な存在証明が出来ていないため、仮説の遺伝子配列というレベルに留まっている。つまり、幻の遺伝子配列だ。

幻の遺伝子配列とほんの少しだけ類似した遺伝子を見つけるものがPCR検査である。正体不明な遺伝子は、人間のからだの中に山ほど存在する。このような正体不明な遺伝子を見つけることに一体何の意味があるというのであろうか。確実に言えることは、このような幻の遺伝子配列を見つけ出すことが、新型コロナウイルスに感染していると診断されるということである。幻の病原体による感染症発生により、PCR利権やワクチン利権、そしてこれらに関連する幻の感染症利権が発生して、多大な利益を得ている人たちがいるという現実をどのように捉えるべきなのか。そして、幻の感染症発生により、多大な損失を被った人は数え切れない。

偽PCR検査が医師の診断に使われていることは、厚生労働省は百も承知しているはずだ。しかも、PCR検査はもともと厚生労働省の組織である国立感染研が開発した仕様を採用している。医師からの発生届にどの程度の信頼性があるのかは、開発者である厚生労働省と国立感染研が一番良く知っている立場である。もし、PCR検査が意味のない遺伝子を検出しているのに過ぎないのであれば、医師から提出された発生届はすべてゴミを報告しているようなものになってしまう。

感染症対策を名目とした膨大な予算は、一体何に使われたのだろうか。そして謎のm－RNAワクチン接種の目的は何なのか。厚生労働省はよく知っているはずだ。

## 法律を読み解くことが重要だ

普段の生活においては、通常は法律の文面を気にする必要性はない。今までの習慣に基づいて行動すれば法律の範囲内であり、何か不都合が生じることはほとんどないと言ってもよい。普段の生活では経験しなかったような事態となった場合においてのみ、法律を知る必要が出てくる可能性がある。法治国家の仕組みとして、法律に基づいた行動が求められているからだ。

法律を守ることは、個人だけでなく、行政組織の構成員においても課される義務である。したがって、法律はすべての国民に対する行動指針を与えていると言えよう。マスコミは嘘を言うことがあっても、法律は嘘をつかないと考えることができる。少なくとも、もっとも正確な情報の根源としての役割がある。何故なら、すべての国民は、法律に従う義務があるからだ。このように、法律はすべての人の行動規範としての役割があると言えよう。

法律に基づいて行う感染症対策においては、法律の定めるところに従って、行動しなければならないはずである。法律によって、対策を行うことが規定された感染症においては、病原体の固有名詞が法律等により明記されているのが普通である。しかしながら、法律によって、対策を行うことが規定された感染症である

［巻末提言］行政の法的責任を問う市民活動

にもかかわらず、病原体が特定出来ないかという感染症も存在し得る。これが新興感染症であり、病原体は特定できないが、ある病原体を想定して、感染症対策を行うという方法が必要となる。

今回の場合においては、本物かどうかも判らない重症肺炎の患者の肺から得た仮定のサンプルを使って、次世代シーケンサにより想定した遺伝子配列が正しいと仮定した架空の病原体がSARS─CoV─2である。仮定した患者より、仮定した遺伝子を持った病原体ウイルスを仮定しているのだから、3重の仮説である。

このような怪しげなSARS─CoV─2がもしかして、法律上の新型コロナウイルス感染症（病原体がベータコロナウイルス属のウイルス［「令和二年一月に、中華人民共和国から世界保健機関に対して、人に伝染する能力を有することが新たに報告されたものに限る。）」であるものに限る。）には該当するかもしれないという仮説のもとに感染症対策が実施されたと考えることが出来る。したがって、4重の仮説のもとに、法律の規定する感染症の病原体かもしれないという理

267

屈をつけていることになる。

もともと、法律上の新型コロナウイルス感染症の病原体も架空かもしれない上に、ＳＡＲＳ－ＣｏＶ－２という架空の遺伝子配列を持った架空の病原性ウイルスが、当てはまるかも知れないという4重仮説を根拠として巨大な予算が注ぎ込まれたのである。まさに、国民の多くが何が本当で何が詐欺なのかの判別も困難な状況に追い込まれたのだ。法律から考えることの重要性は明らかであるが、何をどのように考えていけば良いのかという論理立てが難しい。実際には、感染症の知識があればさほど困難な問題ではないが、一般の国民に感染症の基礎知識があるわけではない。もしかして、行政において健康保健に携わる役人や保健所の職員の多くも一般の国民と大差のないレベルかもしれない。

## 今後の活動に向けて――法を犯しても無責任であることのおかしさ

今回の感染症とワクチンの問題に限ったことではないが、一般的に感染症の病原体を検出することは極めて困難である。そのために、感染症の病原体検査は、一部の細菌感染症・原虫感染症の場合を除いて、不可能であることも多いのが現実である。まして、頻回に変異をするようなRNAウイルスを病原体とする感染症においては、病原体検出ということ自体が不可能であると考えておいたほうが安全である。病原体検出が出来ない状態では、まともなワクチンができるはずもなく、その効果を検証する方法も存在しない。有効性不明で、有害性は明らかなワクチンは、非接種者にとって有害無益という結果になる可能性が極めて高い。

ワクチンの有効性が確認出来ないという事実は、厚生労働省のホームページからも確認できる。新型コロナワクチンの有効性として紹介されているのは、入院予防効果があるとする某大学の研究成果1件のみである。この研究は、入院者や外来患者だけを対象としたものであり、入院予防効果を示すために必要な入院しなかった人のデータを収集していないために、科学的に入院予防効果を証明できているとは到底言えない。のべ4億回を超えるワクチン接種を行っているにもかかわらず、感染予防効果が出せないのはもちろんのこと、発症予防効果すら結果が出せていないのである。

有効性確認が出来ないワクチンの接種を継続する意味はなく、健康社会の維持のために意味のない事業に対して多額の税金をつぎ込む仕組みは、早急に検証が必要である。しかし、この検証の仕組みは存在しない。このことにより、意味のない医療が独り歩きの状態で継続してしまうという問題があるのだ。有効性不明のワクチン接種が継続する背景には、体内からの病原体検出が不可能であることにより、感染抑制効果の有効性確認が不可能という事実がある。そのために、ワクチンが本当に感染防止に役立っているのかを検証する方法がないのだ。ワクチンを使った蔓延防止という感染症対策の制度自体に欠陥があることが、今回の感染症騒動において明らかになったと言えよう。

ワクチン接種を繰り返している人にとっては、いまさらワクチンに基本的問題があったとしても、この情報を聞き入れる余地はないかもしれない。しかし、今後m－RNAワクチンがインフルエンザなどの定期接種などに適用拡大される懸念が高まっており、ワクチン被害が若年層に広がることが懸念される。

このようにm－RNAワクチン接種による被害を拡大するプログラムが、医療制度の仕組みのなかで、計画的に作られているのが現実ではないだろうか。法律の網をすり抜けて、法律を犯しながら、誰も責任を取らないという巧妙な仕組みが存在する。法律を調べて行くと、今回の感染症騒動のからくりが見えてくる。この事実に多くの人が気づくことにより、ワクチン被害を最小限に止める仕組みが国民の間のネットワークとして形成されていくことが期待されよう。

大橋眞　おおはし まこと
医学博士、京都大学薬学部卒業。徳島大学名誉教授、モンゴル国立医科大学客員教授。専門は感染症・免疫学・伝統医療。

竹中優太　たけなか ゆうた
徳島大学総合科学部卒業。元来は一般企業に勤める会社員であったが、市民訴訟グループに参加する市民活動家。

鳥居丈寛　とりい たけひろ
神奈川県の磯子工業高等学校在学中（座談会当時）。趣味は読書、映画鑑賞、釣り、家庭菜園、古文化や歴史的建造物の見て歩き。
モンゴルの旅により、何でも政府に依存する日本人に対して、政府から捕獲が禁止されている動物であっても、独自の判断により捕獲し、たくましく自給自足の生活をする遊牧民たちを知る。脱政府依存症という夢の実現のために、農業の専門学校を目指す。

コロナ騒動で見えてきたこの世の真実
アフターコロナの自律型社会をさぐる

第一刷　2024年11月30日

著者　大橋 眞
竹中優太
鳥居丈寛

発行人　石井健資
発行所　株式会社ヒカルランド
〒162-0821 東京都新宿区津久戸町3-11 TH1ビル6F
電話 03-6265-0852　ファックス 03-6265-0853
http://www.hikaruland.co.jp　info@hikaruland.co.jp
振替　00180-8-496587

本文・カバー・製本　中央精版印刷株式会社
DTP　株式会社キャップス
編集担当　小暮周吾


ISBN978-4-86742-438-4

大橋式 波動商品

# 波動入り松竹梅軟膏

大橋眞先生は免疫を専門とする生物学者です。コロナ騒動の際には、ＰＣＲ検査の間違った使われ方に警鐘を鳴らし、世間の注目を集めました。現代医学の研究者でありながらも、近年では伝統医学や波動療法にも目を向けておられます。

大橋先生は、海外の大学とも交流しながら伝統医学の知恵を探るうち、「水」と「周波数」の神秘に気づきました。

目には見えない人体の生命エネルギーを、古来、「気」や「オーラ」などと呼んできましたが、ドイツなどで科学的な検証がすすみ測定も可能になりました。生命エネルギーの振動には、体の各器官、組織ごとに固有の周波数があり、それを微弱電流によって抵抗値を測ることで、各部位の気の滞りが測定出来るようになったのです。「波動測定」の考え方は、現在のところ科学的に公認されてはいませんが、世界中で利用が進んでいます。

生物だけでなく、植物や鉱物などにも固有の周波数があり、また水がその周波数を伝える役割を担っていることもわかってきました。

インドのアーユルヴェーダでは、人体の性質をカパ(水)・ヴァータ(風)・ピッタ（火)・の三要素で捉えています。伝統医学は複雑な概念でなりたっていますが、周波数で考えると共通性がみえてきます。対応する周波数は、それぞれ・４０９６Ｈｚ《ヘルツ》・５２８Ｈｚ・１７４Ｈｚで、なんと日本で伝統的に重宝されてきた「松竹梅」もほぼ同じ周波数で成り立っていたのです【下図参照】。

大橋先生は、「松竹梅」の波動を日常的に利用できる方法を模索しました。そして完成したのが、ここで紹介する波動グッズです。

三種の波動軟膏の原料は、「梅」＝梅、桜、チャーガ。「竹」＝真竹、竹炭、竹灰、竹酢液、にがり、ＣＢＤオイル。「松」＝杉、イチョウ、タブノキ、ムクノキとなっています。

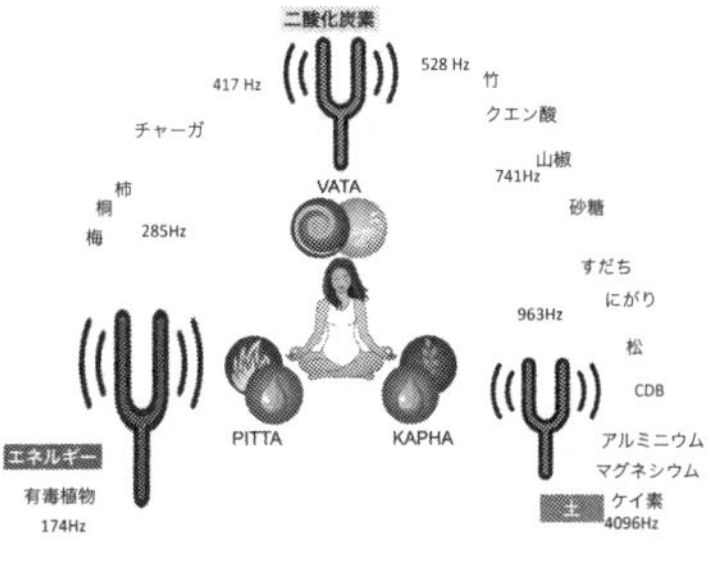


波動的な特色としては、「梅」は交感神経、「松」は副交感神経、「竹」はその中間に対応しています。東洋医学的な観点からは、「梅」は陰経、「松」は陽経、「竹」はその中間に対応しています。

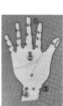

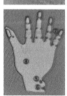

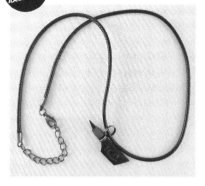

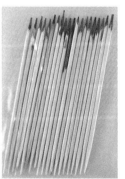

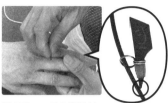